D1704529

Alkohol und Psychopharmaka

Der ganz normale Wahnsinn 2022

von Edith Brötzner

EDITH BRÖTZNER

ALKOHOL UND PSYCHOPHARMAKA

DER GANZ NORMALE WAHNSINN 2022

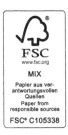

Impressum

Bibliografische Information
der Deutschen Nationalbibliothek:

Die Deutsche Nationalbibliothek verzeichnet diese
Publikation in der Deutschen Nationalbibliografie;
detaillierte bibliografische Daten sind im Internet über
http://dnb.dnb.de abrufbar.

© 2023 Edith Brötzner

Lektorat:
Ingeborg Salmhofer

Herstellung und Verlag:
BoD – Books on Demand, Norderstedt

ISBN:
9783757852290

VORWORT

Erinnern Sie sich an das Buch oder den Film „die Welle"? Ich kenne das Buch aus meiner Schulzeit und habe mir sämtliche Versionen dieses Filmes angesehen. 2020 wurde „die Welle" sogar als Jugendtheaterstück neu umgesetzt. Was für ein Zufall? Und trotzdem haben nur die wenigsten die überdimensionale und alles verschlingende Welle erkannt, die Ende 2019/Anfang 2020 im großen Stil weltweit „inszeniert" wurde und mit lautem Tosen über uns alle hereingebrochen ist.

Selbst jetzt – Anfang 2023 – gibt es immer noch genug willige Leugner, die den Geist der neuen Zeit nicht erkennen wollen und die Schieflage der vergangenen drei Jahre weiterhin vehement abstreiten. Wie sagt man so schön: „Wir alle haben Schlafprobleme. Die einen können nicht mehr einschlafen und bei den anderen klingelt der Wecker nie."

Ich für meinen Teil bin im März 2020 aufgewacht. Begonnen hat mein Erwachen Anfang März 2020 zeitgleich mit dem Lockdown, der ganz Österreich gelähmt und handlungsunfähig gemacht hat. Mit diesem ersten Teil der Coronazeit werde ich mich allerdings erst im Nachfolger dieses Buches befassen.

Dieses Buch startet mit meinem Jahreskommentar zum Jahreswechsel 2021/2022. Warum dieser Zeitsprung? 2020 und 2021 war ich noch der Meinung, dass der Wahnsinn irgendwann ein Ende hat. Ich habe in dieser Zeit einfach diverse Berichte und Zeitungsartikel gesammelt, über die sozialen Medien verbreitet und gehofft, dass wir irgendwann wieder in der Normalität landen.

Erst Ende 2021 habe ich damit begonnen, meinen Frust über die Stagnation meiner Aufklärungsversuche mit meinen wöchentlichen Kommentaren für das Onlinemedium „Report24.news" aufzuarbeiten. Herausgekommen ist dabei dieser Teil eines Buches. Zum jetzigen Zeitpunkt – Anfang 2023 – steht noch nicht fest, wie viele Bücher diese Geschichte noch brauchen wird, bis wir hoffentlich wieder in einer lebbaren Normalität angekommen sind.

Auch wenn aktuell alle Welt denkt, dass man die Pandemie nun heimlich still und leise ausschwingen lassen kann und die politischen und gesellschaftlichen Verbrechen der vergangenen drei Jahre einfach unter den Teppich kehren kann: Ich für meinen Teil werde das nicht zulassen und den Finger solange in die Wunde drücken, bis es zu einer ordentlichen Aufarbeitung kommt und die Verantwortlichen für ihre Taten und Entscheidungen gerade stehen müssen.

Von welchen Verbrechen ich spreche? Ich rede von diesem riesigen Bären, von der tödlichsten „Plandemie" aller Zeiten, den man uns aufgebunden hat. Ich spreche von der Manipulation der Massen, die selbst „die Welle" wie eine sanfte Woge aussehen lässt, von all den Mitläufern, die sich in dieser Zeit durch bösartigste verbale Ausfälligkeiten und Denunzierungen ausgezeichnet haben – bis hin zu massiver körperlicher Gewalt gegenüber Gehorsams-Maskenverweigerern und Ungeimpften. Es braucht eine umfassende Aufarbeitung aller Verbrechen, die man – wissentlich oder obrigkeitshörig – an der Menschlichkeit verübt hat.

All jene, die plötzlich und unerwartet verstorben oder krank geworden sind, in Folge der Corona-Maßnahmen oder durch die unerforschte Genspritze, verdienen eine lückenlose Aufklärung, ebenso wie unsere Kinder, die bis aufs Blut willkürlich schikaniert wurden. Zum jetzigen Zeitpunkt sind wir jedenfalls noch kilometerweit davon entfernt, dass irgendein Politiker seine Fehlentscheidungen, öffentlich zugeben würde und unser Einsatz für die Wahrheit ist noch lange nicht zu Ende.

Ich bedanke mich an dieser Stelle herzlich bei allen, die mich in den vergangenen drei Jahren treu begleitet haben, all meine Aufklärungsaktionen und Widerständigkeiten unterstützt haben, all jenen, die niemals von meiner Seite gewichen sind, mit mir durch dick und dünn gegangen sind. Ich bedanke mich bei allen Selberdenkern, Eigenverantwortlichen und allen Zeitgenossen, die Rückgrat und Durchhaltevermögen bewiesen haben in Tagen, wo Mitlaufen weitaus bequemer gewesen wäre.

Wir alle sind nicht nur Beobachter der Geschichte. Wir schreiben gerade ein Kapitel der Zeitgeschichte. Und wenn wir nur ein kleines bisschen Licht in diese dunkle Zeit bringen können, so haben wir unseren Auftrag erfüllt. Warum ich mich für die unbequeme

Wahrheit und die Gerechtigkeit einsetze, im Zeitalter der gesellschaftstauglichen Lügen und Denunzierungen? Weil ich mich auch morgen noch selber in den Spiegel schauen und eine bessere Zukunft für meine Tochter will. Und wenn mein Einsatz es geschafft hat, auch nur einem einzigen Menschen Kraft und Hoffnung in diesen dunklen Tagen zu geben, so hat er sich mehr als gelohnt.

30. Dezember 2021
Schluss mit brav!

Da sind wir nun endlich angekommen am Jahresende 2021, in der Gesundheitsdiktatur. Dass es keine Diktatur ist, kann mir inzwischen keiner mehr erzählen. Wer dennoch glaubt, die richtigen Argumente zu haben, kann gerne versuchen, mich vom Gegenteil zu überzeugen.

Bereits Anfang 2020 haben ich und viele andere euch erzählt, wo die Reise hingeht. Wir wurden abgestempelt als „Schwurbler", „Impfverweigerer", „Verschwörungstheoretiker" und „Nazis".

Kurzum – wir wurden zu „den Bösen" degradiert, weil wir das Selbstdenken noch nicht verlernt haben, weil wir umfassend recherchieren, uns echte wissenschaftliche Erkenntnisse von echten, nicht gekauften Wissenschaftlern ansehen, weil wir echte Statistiken lesen und uns nicht vom Mainstream beeinflussen lassen, weil wir alles hinterfragen, anstatt das Vorgekaute unreflektiert zu schlucken, weil wir unseren Körper und Gesundheitsstatus ganz genau kennen und uns weigern, ständig in unserer Nase herum bohren zu lassen, um zu beweisen, dass wir gesund sind, weil wir die Masken längst abgelegt und verstanden haben, dass der Mensch die Luft zum Atmen braucht und dass das Kohlendioxid unter den Masken schädlich ist, weil wir wissen, dass Mimik und Gestik essenzielle Kommunikationsbestandteile sind, die unter den Masken verloren gehen.

Wenn ich auf die letzten Monate zurückblicke, sehe ich die härtesten (fast) zwei Jahre meines Lebens. Kein Stein ist auf dem anderen geblieben. Meine Beziehung wurde von der Corona-Angst zum Frühstück verspeist, obrigkeitshörig weggespritzt und hat sich angeekelt von mir, meiner „Respektlosigkeit vor dem Virus" und meinen massenuntauglichen Werten abgewandt. Zahlreiche Freunde und Kunden haben mir den Rücken gekehrt, weil meine Meinung nicht konform mit den Systemmedien ist, weil ich nicht brav, folgsam und verordnungshörig bin, weil ich mich immer noch standhaft weigere, mir eine genbasierte, experimentelle Substanz mit nur vorläufiger Zulassung ins Blut jagen zu lassen.

In meiner Familie hat es gekracht, dass sich die Balken gebogen haben, weil sich die Lager massiv in Geimpfte und Ungeimpfte gespalten haben. Meine über 90-jährige Großmutter wird von ihrem Sohn vor allen bösen Ungeimpften geschützt und daheim weggesperrt. Dabei bin ich sicher, dass meine Oma lieber ihre Enkelkinder und Urenkel umarmen würde, als sich vor einem Virus zu fürchten. Und nun stehe ich Ende 2021 da, blicke zurück und wundere mich, dass ich immer noch gerade stehe und nicht alle Nerven in der nächsten Impfstraße oder in der Psychiatrie entsorgt habe, dass ich diesen ganzen Wahn bis dato überlebt habe.

Meine wichtigsten Erkenntnisse aus diesem Jahr: Je braver wir folgen, desto länger wird der Wahnsinn dauern und durchsetzbar sein. Und: Trotz aller Widrigkeiten, enormem Druck von oben, Dauermobbing und Impf-Foltermarketing stehen wir Widerständigen immer noch aufrecht. Und wir sind stärker geworden. Wir sind ein ganzes Stück über uns hinausgewachsen und haben unglaublich viel über uns selbst dazugelernt. Wir haben herausgefunden, wie weit wir über unsere eigenen Grenzen hinauswachsen können und dass die vorgeschriebenen Grenzen nicht unsere sind.

In unserem Leben sind neue Menschen, fühlbare Menschen, aufgetaucht. Das Leben hat sich komplett gedreht und verändert.

Wir sind vom Konsumwahn, vom Höher-Schneller-Weiter, auf die persönliche Ebene gewechselt und schätzen gute zwischenmenschliche Begegnungen und Beziehungen. Falsche Freunde haben sich verabschiedet und echte neue Freundschaften haben sich zusammengefunden. Wir haben aufgehört, uns von Politik und Medien drohen und erpressen zu lassen. Es haben sich neue Wege gezeigt und starke Netzwerke gebildet. Ein völlig neues, kraftvolles Sozialgefüge. Während sich die breite folgsame Masse mit Maske, Booster und PCR-Test beim Friseur oder im Fitnesscenter anstellt, haben wir Alternativen gefunden, bei denen wir als Mensch und Kunde wertgeschätzt werden.

Die heimischen Händler und Gastronomen wundern sich über massive Einbußen, während sie auf die Datenschutzgrundverordnung pfeifen und ihre Kunden und Gäste mit eigentlich rechtswidrigen Kontrollen von persönlichen Gesundheitsdaten schikanieren und unfreundlich aus den Geschäftsräumen bugsieren.

Blind von der Angst getrieben rennen viele der Obrigkeit hinterher, ohne zu fragen, wo der Sinn dabei bleibt. Ich kenne inzwischen unglaublich viele, die den "tödlichen" Virus hatten und überlebt haben. Keiner von ihnen ist gestorben und auch das kritische Denken haben sich alle bewahrt. Ich bin immer noch gesund, weil ich lieber auf meinen Körper und mein Immunsystem achte, als blind irgendwelchen unsinnigen Regeln nachzulaufen und unerforschte Medikamente an mir testen zu lassen.

Unterm Strich sollten sich alle brav Geboosterten endlich ernsthaft fragen, was sie da eigentlich machen und wofür. Sie holen sich brav einen Stich nach dem anderen, um wieder ins Gasthaus oder in den Urlaub zu dürfen. Unreflektiert ruinieren sie sich ihre Gesundheit mit einem nur bedingt zugelassenen Gen-Serum, das den Körper unter Garantie über kurze oder lange Sicht schädigt, ohne zu hinterfragen, was sie sich da eigentlich spritzen lassen. Und die versprochene Freiheit lässt sich auch nicht erimpfen. Regt das nicht zum Nachdenken an? Absurderweise fürchten sich auch viele der mehrfach Gespritzten vor den gesunden Ungeimpften, wie der

Teufel vor dem Weihwasser, ohne genau zu wissen, warum sie sich eigentlich so vor uns fürchten.

Grundsätzlich ist es mir persönlich völlig egal, wie der Impfstatus meiner Mitmenschen aussieht. Jeder, der sich mit diesem Zeug besser fühlt, soll es sich bitte spritzen lassen. In der eigenen Familie sieht es da ein wenig anders aus. Weil ich die Schäden kenne, die diese Impfung unweigerlich mit sich bringt, hat sich auch bei mir eine intensive Angst gezeigt, als sich mein Ex-Partner und meine Mutter für die Genspritze entschieden haben. Die Angst vor dem Verlust geliebter Menschen, gepaart mit dem Wissen, wie die negativen Auswirkungen dieses Medikaments aussehen und in der eigenen Hilflosigkeit nicht angehört, sondern dafür sogar ausgelacht und verspottet zu werden, ist grausamer als jede Folter.

Für mich persönlich war das "Loslassen" das härteste Learning dieses Jahres, Menschen sehenden Auges in ihr eigenes Unglück laufen lassen zu müssen. Das hätte mich fast aus der Bahn geworfen und doch stehe ich noch aufrecht. Vor uns liegt ein weiteres hartes Jahr mit vielen neuen Erkenntnissen, alten Fesseln und Folterknechten. Und auch dieses Jahr werden wir überleben. Wenn wir uns mit unseren Ängsten auseinandersetzen, das Unvermeidbare akzeptieren und aus dem Hamsterrad der endlosen Erpressungen endlich aussteigen.

Demos sind nett. Man trifft dort viele Gleichgesinnte, holt sich die nötige positive Energie und kann Politik und Exekutive ein wenig aus dem Gleichgewicht und Konzept bringen. Echte Veränderung passiert jedoch nur, wenn wir selber damit beginnen, wenn wir die Masken ablegen, keine Pässe mehr herzeigen, wo man ursprünglich keine Pässe gebraucht hat und uns mit den richtigen Menschen vernetzen und zusammenfinden. Das alte System sprengt sich selbst gerade in die Luft und fällt in sich zusammen. Sorgen wir miteinander dafür, dass Neues und Positives entstehen kann.

In diesem Sinne wünsche ich euch einen wunderschönen Silvesterabend und einen guten Rutsch in ein hoffnungsvolles Jahr 2022.

09. Jänner 2022
Verordnungen, die jeglichen Wert verloren haben

Die Glaubwürdigkeit von Politik und Medien ist längst im Eimer. Und auch wenn Nehammer und Co davon träumen, uns dauerhaft wegzusperren, ist sicher: Das Haltbarkeitsdatum des Kanzlers und seiner Minister ist längst abgelaufen und ihre Tage an der Spitze Österreichs sind angezählt.

Ich habe beschlossen, Türsteherin zu werden. Türsteherin meines eigenen seelischen Wohlbefindens.

Dinge, die mir und meinem Wohlbefinden nicht dienlich sind, lasse ich – so gut es geht – nicht mehr durch meine Augen und Ohren hinein in mein Seelenleben. Ich habe beschlossen, meinen Fokus auf jene Dinge zu richten, die mich persönlich weiterbringen. Und die fünfhundertachtzigtausendste Rede von Mückstein und Nehammer gehören definitiv nicht dazu.

Gestern habe ich eine Sprachnachricht von einer Bekannten bekommen. Sie war außer sich vor Wut und hat mir irgendetwas von Schulen und neuen Verordnungen erzählt. Und ich hab sie einfach nur gefragt, warum sie sich denn diese Pressekonferenz anhört, wenn sie sich so darüber ärgert. „Ja, weil das die Themen sind, die meine Oma dann liest, weil die Zeitungen das schreiben." Diese Logik verstehe ich nur bedingt. Denn die Oma hört und liest vermutlich sowieso, was sie möchte. Und neue relevante Informationen geben Radio, Fernsehen und Zeitungen ohnehin schon lange nicht mehr her.

Eine ähnliche Situation heute Morgen. Eine Bekannte schickt mir den Link zu den Acht-Uhr-Nachrichten via Messenger. „Will ich das hören?", ist meine erste Frage an sie. „Das ist wichtig!", kommt als Antwort. Ich klicke also auf den Link. Wenn's wichtig ist... Erst kommt irgendein Beitrag über Winterreifen und Fahrräder, den sie vermutlich nicht gemeint hat. Dann kommt der „wichtige" Teil. Weil für mich nicht relevant, erinnere ich mich inzwischen nicht einmal mehr daran, ob es nun Nehammer oder

Mückstein war, von dem dort gesprochen wird. Man würde die Menschen weiterhin in den Dauerlockdown schicken – bis Weihnachten – wenn sich nicht endlich die gesamte Bevölkerung durchimpfen lässt, ist die Grundaussage. Ich kann mir ein Lachen nicht verkneifen. Ein Hund beißt nur dann, wenn er sich bedroht fühlt.

„Hauptausschuss verlängerte Lockdown für Ungeimpfte"
(Kleine Zeitung, 30. Dezember 2021)

Die Vorstellung, dass da ein Kanzler und seine Minister wie Rumpelstilzchen wütend herumspringen, amüsiert mich, das ist nicht mehr, als gute Werbung für die nächsten Kundgebungen. Dafür sollte man den Herrschaften eigentlich danken. Vielleicht schicke ich ihnen ja eine Dankeskarte in die Quarantäne, damit Mückstein und Nehammer sich im Hausarrest nicht zu stark langweilen.

Der Nehammer ist mir in den letzten zwei Tagen sogar fast sympathisch geworden, weil er am persönlichen Beispiel gezeigt hat, dass Menschen Nähe suchen, leben und feiern wollen, ohne Masken und Abstand. Das Foto von seinem Skiurlaub, das inzwischen viral geht, zeigt einen ganz anderen Nehammer als die Pressefotos von seinen öffentlichen Auftritten. Da hätte ich ihn fast nicht erkannt, weil er da plötzlich einen so entspannten, fast schon freundlichen Gesichtsausdruck zeigt, wie man ihn bis dato noch nie gesehen hat – im Skiurlaub. Ob das Foto nun vom 29. Dezember oder aus dem heurigen Jahr ist, ist nicht relevant. Denn wer ohne Maske auf Tuchfühlung mit haushaltsfremden Personen am Wirtshaustisch feiert, während man die Kinder in der Schule und sogar im Sportunterricht mit Masken quält, hat seine Glaubwürdigkeit ohnehin längst verloren. Und wenn er wirklich bereits dreimal gespritzt ist, dann sollte man den Sinn der laufenden Impfpropaganda ernsthaft hinterfragen.

Ab der wievielten Spritze hilft das Zeug denn nun wirklich und wann wird der Schutz des echten Immunsystems endlich thematisiert? Hat man denn inzwischen wenigstens den Antikörperstatus aller Geimpften endlich überprüft, um zu sehen, ob denn diese Möchtegern-Impfung auch nur irgendwie wirkt? Solange diese Fragen nicht gewissenhaft aufgeklärt werden, habe ich beschlossen, den Narrenministern einfach nicht mehr zuzuhören, meinem Seelenwohl und gesunden Menschenverstand zuliebe. Und in Wahrheit geht es ja auch nicht darum, dem Panik-Marketing zuzuhören und in Angst zu erstarren, sondern darum, neue Lösungen und Ansätze zu finden, die uns wirklich weiterbringen.

Während sich Kanzler und Minister in immerzu neue Wahnsinnigkeiten verrennen und ein immer kleiner werdender Teil der Bevölkerung immer noch versucht folgsam und brav zu sein, hat ein rasant wachsender Teil dem Theater längst den Rücken gekehrt. Die Menschen haben genug von sinnentleerter Panik-Politik. Sie wollen echte Lösungen und endlich eine Rückkehr zu einer lebbaren Normalität, in der man nicht für jeden Furz einen „Gesundheitspass" braucht. Auch der evidenzbefreite „Impfstatus" ist inzwischen völlig egal, weil wir alle gleichwertige Menschen sind und es völlig egal ist, ob wir auf Nadeln stehen oder nicht, weil es immer gefährlich war und niemals dauerhaft in der Geschichte funktioniert hat, wenn man ganze Bevölkerungsgruppen als „minderwertig" verkaufen wollte.

Auf Twitter trendet gerade der Hashtag „#ichbinraus", und den haben keine denunzierten „Schwurbler" erfunden, sondern die zwei- bis dreifach Gespritzten, die zum Teil sogar ihre Kinder bereits impfen haben lassen. Nach zwei Jahren leerer Versprechungen, dem Diebstahl der Grund- und Freiheitsrechte, verlogenen, gebrochenen Versprechungen und sinnlosen Erziehungsversuchen, dämmert es langsam der breiten Masse: Wir wurden verarscht. Und eines ist sicher: Niemand lässt sich gerne verarschen. Und niemand braucht ein genmanipuliertes Dauer-Impf-Abo.

Wenn die Politik nicht schleunigst die Notbremse zieht, hat sie ausgedient. Auch wenn man verkrampft versucht, mehrere 100.000 Menschen, die in Wien und österreichweit regelmäßig friedlich für ihre Freiheit auf die Straße gehen, standardmäßig als 40.000 „Nazis" und „Coronaleugner" unter den Tisch zu kehren – die Bilder sprechen eine andere Sprache.

Und mit jeder neuen Hirnwichs-Verordnung werden die Menschen auf der Straße mehr. Wenn die Herren Politiker, die vom Volk für das Wohl des Volkes beauftragt wurden, die Österreicher weiterhin mit ihren Sinnlosigkeiten quälen und schikanieren, mögen sie sich einen Satz zu Gemüte führen: Dürfen wir Ihnen das TSCHÜSS anbieten?

Und eines ist sicher: Die Tage von Nehammer, Mückstein und Co sind längst angezählt und die Herren längst abgewählt. Das Volk hat aufgehört zu folgen. Und bis Weihnachten schauen die Österreicher dem Blödsinn ganz sicher nicht mehr zu.

15. Jänner 2022
Was tun wir unseren Kindern an?

„Was tun wir unseren Kindern eigentlich gerade an?" Diese Frage ist diese Woche immer wieder bei mir aufgetaucht. Wie sollen wir diesen ganzen Wahnsinn, den wir gerade auf den Schultern unserer Jüngsten abladen, irgendwann wieder gut machen?

Wie bereits im letzten Kommentar erwähnt, erspare

ich mir und meinem Seelenwohl so weit wie möglich Horror-Artikel und die unmenschlichen Auswüchse der staatlichen Pressekonferenzen. Und doch sickert der eine oder andere Bericht auch in meiner Welt durch. Da wurde zum Beispiel von einem Volksschulkind berichtet, das kurzerhand seinen Test bei winterlichen Temperaturen vor dem Schulgebäude machen musste, weil es eine Maskenbefreiung hatte, ernsthaft? Wie ist denn so etwas zu verantworten?

„Wirbel um Schul-Foto - Eltern stimmten Test im Freien zu"
(Heute.at, 14. Jänner 2022)

Abgesehen davon, dass wir unsere Kinder mit dem Maskenwahn, mit CO_2, Mikroplastik, widerlichen Verboten und Regeln körperlich und seelisch vergiften, anstatt wirklich auf deren Gesundheit und Bedürfnisse zu achten – wo bleibt der laute Aufschrei der Eltern?

Meine Tochter ist eine der ganz wenigen Kinder in ihrer Schule, die keine Maske trägt. Und nein, das war kein Spaziergang. Dem sind ein harter „Mailkampf" und viele Telefonate mit den Lehrern und dem Schuldirektor vorausgegangen, weil es nicht meine Aufgabe als Mutter ist, mich der Schule und Politik gegenüber gefällig zu zeigen. Meine Aufgabe ist es einzig und allein, meiner Fürsorgepflicht als

Mutter nachzukommen und mein Kind auf seinem Weg zum Erwachsenwerden bestmöglich zu unterstützen und zu beschützen, alles in meiner Macht Stehende für das seelische und körperliche Wohl meiner Tochter zu tun, Punkt!

Ich erinnere mich, dass zu Beginn der Maskenpflicht in den Schulen zumindest noch ein kleiner Aufschrei durch die Elternreihen gegangen ist. Inzwischen ist dieser Aufschrei verstummt. Es scheint völlig normal, dass Kinder den ganzen Tag mit Maske und Abstand in den Schulen sitzen und sogar im Sportunterricht nicht frei atmen dürfen.

Die Masse folgt und pariert. Niemand fragt, warum sich die Suizide unter den Kindern vervierfacht haben, dass die Stationen auf den Kinderpsychiatrien völlig überlaufen sind, es wird von den Medien totgeschwiegen. Da will niemand hinsehen. Wir beschäftigen uns lieber mit täglich neuen, immer absurderen angeblichen Virus-Mutanten.

Auch diese Geschichte hat mich diese Woche hart erwischt: Ein Mädchen wollte in einem Geschäft Bleistifte für die Schule kaufen. Man hat sie beschimpft und verjagt, weil sie keinen 2G-Nachweis vorlegen konnte. Geht's noch? Spüren wir uns selbst eigentlich noch, wenn wir unseren Kindern diese Wahnsinnigkeiten antun? Kinder, die gesund sind und sich keiner Gentherapie unterziehen, dürfen nicht mehr am öffentlichen Leben teilnehmen und keine Schulsachen, keine Kleidung und keine Schuhe mehr kaufen? Euer Ernst??? Wir quälen unseren Nachwuchs Woche für Woche in den Schulen mit sinnfreier Nasenbohrerei, Masken und Abstandsregeln und denken keine Sekunde darüber nach, was wir ihnen damit eigentlich genau antun.

„Kein Impfpass: Zehnjährige wird in Österreich aus Schreibwarenladen geworfen"
(RTL.de, 18. Jänner 2022)

Die Auswirkungen zeigen sich bereits deutlich. Ein befreundetes Paar war mit seinen beiden Kindern im Urlaub auf den Malediven. Im Zuge dessen war die Familie auf einem Ausflugsschiff unterwegs, mit zwanzig Erwachsenen und zehn Kindern. Die einzigen Kinder, die sich noch wie Kinder verhalten haben und herumgetollt sind, waren die Kinder meiner Bekannten. Die andren Kinder sind stumm und apathisch neben ihren Eltern sitzengeblieben, kein Toben, kein Spielen, perfekt abgerichtet und verstummt. Empfinden wir das wirklich als „normal"? Ist es das, was wir uns für unsere Jüngsten wünschen?

Ein weiteres Thema, das mir diese Woche wirklich nahe gegangen ist, ist die Genspritze, mit denen man Kindern eine Schein-Freiheit verspricht. Natürlich soll jeder für sich entscheiden, ob er zur Nadel läuft oder nicht. Aber ist es verantwortbar, wenn wir Kinder zu einem Medikament überreden, das noch nicht einmal vollständig erforscht ist, welches keinerlei nachweislichen Vorteil für sie hat und am Ende vielleicht sogar schädlich ist? Welcher Vierzehnjährige ist ernsthaft fähig, ohne Eltern ein umfassendes Gespräch mit einem Arzt zu führen und kennt seine medizinische Vorgeschichte ausreichend, um eine überlegte, langfristige gesundheitliche Entscheidung treffen zu können?

„Baby lass dich impfen" ist zweifellos das Gegenteil von ausreichender Aufklärung. Unseren Kindern werden falsche Tatsachen vorgegaukelt und eingeimpft, und das Ergebnis? Alleine im direkten Freundeskreis meiner vierzehnjährigen Tochter machen sich die Auswirkungen auf erschreckende, dramatische Art bemerkbar. Da wurde beispielsweise ein Sechzehnjähriger, schwerer Allergiker von seinen Eltern zur dritten Spritze gezwungen, obwohl es ihm schon nach den ersten beiden Dosen nicht gut gegangen ist. Hätte er sich nicht spritzen lassen, hätten seine Eltern ihm Konto und Telefon gesperrt und ihn zu Hause rausgeworfen. Natürlich ziehen diese Argumente bei einem Jugendlichen, der gerade erst mit einer Lehre begonnen hat.

Er wurde also kurzerhand in die Impfstation eines Einkaufszentrums zum Stich geschickt, ordentliche medizinische Aufklärung und Begleitung der Eltern des jungen Allergikers in eine ärztliche Ordination?

Fehlanzeige. Die Folgen? Eine Woche Krankenstand, der totale Zusammenbruch des Kreislaufes, andauernde Kopfschmerzen, ein gelähmter, tauber Arm, und nach drei Tagen zusätzlich hohes Fieber. Ist es das, was wir unseren Kindern antun möchten?!

Der Wahn geht weiter. Auch die beste Freundin (14 Jahre) meiner Tochter wurde von ihren Eltern zum dritten Stich getrieben. Auch ihr ging es bereits bei den ersten beiden Dosen nicht besonders gut. Dank Blutverdünner hat sie die ersten beiden Stiche irgendwie überstanden, für die Mutter des Mädchens, die selbst nach ihrer Impfung eine Fehlgeburt erlitt, scheinbar kein Grund, das Kind vor weiterem Schaden zu bewahren. Stattdessen wurde auch diese Vierzehnjährige zum dritten Stich geschickt, obwohl sie das selbst klar abgelehnt hat. Sie hat dem Einfluss und Druck der Eltern nicht standgehalten. Die anfängliche Meldung, dass nach ihrer „Boosterimpfung „alles gut" sei, wurde nach drei Tagen zu einem „ihr geht es richtig dreckig" korrigiert.

In meinem Kopf wird das Fragezeichen immer größer, ebenso meine Abneigung zu solchen Eltern, und am Ende steht meine eigene Rat- und Hilflosigkeit, weil ich weder eine verständliche Erklärung für meine Tochter habe, warum andere Eltern ihren Kindern so etwas antun, noch eine Idee für sie, wie sie mit dem Leiden ihrer Freunde umgehen kann. Ich kann nur für mein Mädchen da sein, sie in den Arm nehmen und versuchen, ihr zuzuhören und sie zu verstehen.

Letztes Jahr hat sich ein Jugendlicher aus dem Freundeskreis meiner Tochter für den Freitod entschieden. Wir zwingen unsere Kinder, sich mit all diesen harten Themen auseinanderzusetzen, mit Themen, die in einer Kinderwelt nichts verloren haben. Wir zwingen sie dazu, sich entweder unhinterfragt anzupassen, ihre Gesundheit dauerhaft zu schädigen oder Mobbing und Diskriminierung auszuhalten, und wir stehlen unseren Kindern wertvolle Lebens- und Entwicklungszeit seit nunmehr fast zwei Jahren.

Selbst wenn wir den Wahnsinn auf der Stelle beenden, bleibt ein breites Seelen-Schlachtfeld, das die nächsten Jahre zur Aufarbeitung einfordert. Nicht alle Wunden und Narben sind heilbar. Zumindest könnten wir einen ersten Schritt wagen, all unseren Mut zusammenfassen und laut „STOP" rufen. Wir könnten endlich anfangen, das zu tun, was unsere elterliche Pflicht ist: Unsere Kinder beschützen und für sie einstehen!

22. Jänner 2022
Endlich Impfpflicht:
Der Anfang vom Ende

Da ist sie endlich, die viel gepriesene Impfpflicht! Mit einer überwältigenden Mehrheit von 137 Stimmen wurde diese folgenschwere Entscheidung nun am 20. Jänner 2022 im Parlament durchgewunken, frei von Vernunft, Evidenz und Verstand, ein schwarzer Tag für Österreich.

„Impfpflicht in Österreich ab Februar:
Diese Strafen ab Mitte März 2022"
(euronews.com)

„Endlich", jubeln die dreifach gespritzten Pensionistinnen, die unmotiviert neben mir im Fitnessstudio im Kaffeehausstil zum fröhlichen Plauscherl auf den Rüttelplatten herumstehen. „ENDLICH zwingt man jetzt auch diese untragbaren Ungeimpften zur Vernunft und zur Impfung! Das ist ja alles ein Zustand, dass sich die immer noch so quer legen. Die hätte man schon längst zwangsimpfen sollen. Am besten gleich gewaltsam durch das Bundesheer!"

Ich glaub, ich bin im falschen Film. Und das nicht erst seit der Impfpflicht. Die maskierten Rüttelplatten-Waschweiber scheinen hier medizinisch besser Bescheid zu wissen, als jeder Arzt oder Epidemiologe: „Die dritte Impfung wirkt wesentlich besser als die ersten zwei und ich freu mich auf die Vierte, weil ich erst dann wirklich geschützt bin. Auch meine siebenjährige Enkelin ist zum Glück schon geimpft!"

Meine Gedanken zu solchen Aussagen fasse ich jetzt besser nicht in Worte. Mir scheint, das CO^2 unter der FFP2-Maske hat hier vielfach schon das seinige bewirkt und ein paar Hirnzellen zu viel getötet. Ich versuche zu atmen, die Medizinexpertinnen auszublenden und mich auf mein Training zu konzentrieren. Bevor mich jetzt jemand fragt, ob ich denn das Fitnessstudio schädigen will, weil ich mich traue, dort als Ungeimpfte zu trainieren: Ich bin genesen. Und hey... Das hat Sie ebensowenig zu interessieren, wie meine Studiobetreiberin, die Gott sei Dank, wie viele andere Dienstleister Herz und Hausverstand hat und mich nicht schikaniert, die giftigen Altweiber auf den Rüttelplatten, die gelangweilte Kassiererin im Handel oder meine Friseurin, die zum Glück ebenfalls bei gesundem Verstand ist.

Manchmal frage ich mich wirklich, wo wir falsch abgebogen sind und wann der Zeitpunkt gewesen ist, an dem wir unseren gesunden Menschenverstand an der Eingangstür gegen einen höchst gefährlichen QR-Code eingetauscht haben. Wollten wir wirklich jemals landen, wo wir jetzt angekommen sind? In einer Zeit, in der es selbstverständlich ist, dass wir an jeder Ecke jedem Dahergelaufenen mit unseren

Gesundheitsdaten vor der Nase herumwedeln, der einst so hochgepuschten Datenschutzgrundverordnung längst ins Gesicht gespuckt haben und den Wert eines Menschen lediglich an der Anzahl der verspritzten Medikamente messen?

Was meine „Freundinnen" im Fitnessstudio und viele andere brennende Impffans zu vergessen scheinen: Diese Impfpflicht betrifft nicht nur uns standhafte Ungespritzte, sondern alle. Und mit „alle" meine ich wirklich alle. Auch jene, die nach der zweiten oder dritten Spritze draufkommen, dass der notzugelassene Wirkstoff schon sehr intensiv, aber eben nur nicht recht positiv wirkt. Wie stark die Impfungen wirken, zeigen die vielen „plötzlich und unerwartet Verstorbenen", die im Netz – trotz massiver Zensur – kaum mehr zu übersehen sind.

Einen Tag vor der Impfpflichtabstimmung schockierte Servus TV mit der packenden Doku „Im Stich gelassen – die Covid-Impfopfer". Sowohl Betroffene als auch Experten kommen hier zu Wort und zeichnen ein klares, düsteres Bild: Die Covid-Impfungen sind alles andere als sicher und eine Pflichtimpfung mit diesen Wirkstoffen ist ein Verbrechen an der Menschheit. Der Nürnberger Kodex lässt grüßen.

Wer glaubt, dass all die inzwischen weitläufig bekannten Fakten unsere untergangsgeweihten, pharma-gesponserten Politiker zum Umdenken bewegen, der irrt. Die seit Monaten praktizierte Ausgrenzung und Denunzierung von gesunden Ungespritzten läuft munter weiter, die Spaltung wird voran gepeitscht und Ärzte werden unter Androhung von Berufsverbot davon abgehalten, besorgten Bürgern oder ohnehin bereits schwer Impfgeschädigten eine Befreiung von der experimentellen Genspritze auszustellen. Eines ist jedenfalls sicher: Ewig wird sich dieser Zirkus und seine Affen nicht halten. Die Arroganz und Bösartigkeit der Systemtreiber wird sich selbst das Bein stellen und abmontieren.

Obendrein hat sich bereits in den vergangenen zwei Jahren eine gewisse Umsetzungslähmung bei der Ausstellung und Nachverfolgung von Verwaltungsstrafen für „Masken- oder Abstandsdelikte" bei unseren Behörden gezeigt. Davon abgesehen, dass die Mühlen hier sehr entspannt im 09:00 -17:00 Uhr Takt mahlen und vermutlich keine Erfolgsprovisionen gezahlt werden, fehlt das nötige Personal für die Abarbeitung der vielen Verwaltungsstrafbescheide. Wir können also getrost davon ausgehen, dass auch die Aufarbeitung der Strafbescheide gegen „Impfdelikte" sowie die Einspruchsflut von Millionen Bürgern, mit der fix zu rechnen ist, nur schleppend vorangehen wird und können uns ganz entspannt zurücklehnen und abwarten.

Während Mückstein und Co noch damit beschäftigt sind, die Polizei und die Bürger gleichermaßen mit ihrem Verordnungs-Hirnfasching zu ärgern, gibt der sozialdemokratische Polizeigewerkschafter Kreiliger bereits offen zu verstehen, dass die Polizei nicht mehr bereit ist, bei diesem Quatsch mitzumachen und dass das neue Impfpflichtgesetz so „zahnlos wie ein Babymund" ist. Und auch wenn Whistleblower davon reden, dass die Regierung ihren 2G-Fantasien und den willkürlichen Schikanen der gesunden Bevölkerung – ungeachtet der Realsituation – noch mindestens bis Herbst frönen will: Die Tage der nun offensichtlichen Gesundheitsdiktatur, der 137 Parlamentariern, die offen für eine Impfpflicht gestimmt haben und jene, des im Raucherkammerl stillschweigenden Bundespräsidenten, sind längst angezählt.

28. Jänner 2022
Heckenschützen-Journalismus: Ein Hetzartikel über mich

Nachdem mir die stellvertretende Chefredakteurin des Weekend-Magazins (Niederösterreich/Wien), Stefanie Hermann, einen fast vierseitigen Artikel gewidmet hat, in dem sie für mich, meine Werbeagentur und den Verein Österreich ist Frei „wirbt", darf ich mich mit diesem offenen Brief umfassend persönlich bei ihr dafür bedanken, mit ein paar kleinen Anmerkungen... Eeeeendlich schreibt auch mal jemand über mich, vielen Dank für den wunderbaren „Artikel" über mich, liebe Frau Hermann, meine Werbeagentur und meine Demo-Merchandises, im Weekend-Magazin! Fast eine ganze A4 Seite in Farbe, unbezahlbar!!!

Ich erlaube mir, Ihren Namen und den Namen des Magazins, für das Sie schreiben, ungefragt in diesem Artikel zu verwenden, da Sie mich ja auch nicht wirklich gefragt haben, ob Sie mich namentlich öffentlich verreißen dürfen. Das sorgt dann zumindest ein wenig für Ausgleich. Wer sponsert eigentlich das genannte Magazin und wie viel verdient man eigentlich als „stellvertretende Chefredakteurin" und freiberufliche Märchenerzählerin? Das würde mich wirklich interessieren. Wie heißt es so schön? Folge dem Geld... Ich wünsche Ihnen von ganzem Herzen, dass Ihnen der Artikel über die „wütenden Krisengewinner" ein paar Klicks und Werbeschaltungen Ihrer Community eingebracht hat, nicht, dass Sie sich am Ende noch ganz umsonst stundenlang bemüht haben, einen vierseitigen, schwach aufbereiteten Beitrag zu basteln – mit ein paar gestohlenen, nicht von mir freigegeben Bildern und einem völlig frei erfundenen, unrecherchierten Text.

Besonders kreativ finde ich die Hintergrundgestaltung mit den hübschen roten Virusmännchen. „Immer schön mit der Angst der Menschen spielen", dies scheint ja auch ein bestens funktionierendes Geschäftsmodell der heutigen Zeit zu sein, nicht wahr? Und dass man einen Beitrag, der die eigene Meinung und keine recherchierten Fakten beinhaltet, als „Kommentar" und nicht als Story kennzeichnet, sollten Sie als stellvertretende Chefredakteurin eigentlich wissen. Oder hat Ihnen das bis dato noch niemand erklärt?

Davon abgesehen, dass viele Ihr Magazin ohnehin vermutlich ungesehen in der Rundablage verschwinden lassen, weil das Material nicht mal saugfähig genug ist, um zum Fensterputzen zu taugen, freu ich mich natürlich über jede Werbung für mein – wie nannten Sie es in ihrem Beitrag – „Geschäft mit der Wut". Gratulation übrigens zu dieser großartigen Überschrift, hätte fast von mir sein können, Frau Hermann, aber eben nur fast. Im Gegensatz zu Ihren „Artikeln", werden meine Artikel und Kommentare nämlich wirklich gerne gelesen, weil ich umfassend recherchiere. Journalistische Sorgfaltspflicht und so... Sie wissen schon, was ich meine.

Hätte ich an Ihrer Stelle einen Artikel über mich verfasst, dann hätte ich mich vorher zumindest kurz angerufen und nachgefragt, ob noch alle „Infos" auf dem neuesten Stand sind, anstatt blind darauf los zu raten. Hätten Sie mit mir gesprochen, wüssten Sie zum Beispiel, dass ich Herbert Kickl seit der gemeinsamen Pressekonferenz Anfang 2021 nicht mehr getroffen habe.

Mit Ihrem druckfrischen Artikel sind Sie also bereits ein ganzes Jahr zu spät dran. Auch wenn ich Ihnen diese Blamage des „Viel-zu-spät-dran seins" in diesem Fall leider nicht ersparen konnte, bringe ich Sie einfach vorsorglich für Ihren nächsten Beitrag über mich auf den aktuellen Stand. Vorab bedanke ich mich nochmal aufrichtig für die umfassende Bewerbung meiner Werbeagentur und des „Österreich ist Frei" Vereins-Webshops.

Ich selbst bin ja eher damit beschäftigt, vor der Spaltung der Gesellschaft und den sinnlosen Corona-Maßnahmen zu warnen, wie Sie bereits sehr schön erkannt haben. Da Eigenlob stinkt, sehe ich eher davon ab, für mich selbst, den Verein oder mein Unternehmen Werbung zu machen. Daher bin ich Ihnen wirklich dankbar, dass Sie diesen Teil für mich kostenlos übernehmen. Wirklich schön hätte ich es gefunden, wenn Sie sich ein wenig genauer mit dem Impressum meiner Werbeagentur Blue Marketing und dem Verein „Österreich ist Frei" beschäftigt hätten oder zumindest die entsprechenden Webseiten in Ihrem Artikel erwähnt hätten, um Ihren Lesern die Möglichkeit zur Recherche zu geben, die Sie offenkundig versäumt haben. Hätten Sie ein wenig besser recherchiert, wären Sie ganz schnell draufgekommen, dass es sich bei „Österreich ist Frei", dem auch der Webshop gehört, um einen gemeinnützigen Verein handelt, der die Bürger in der Krise unterstützt und vernetzt.

Ich mag Ihre Idee vom großen Reichtum. Es wäre natürlich schön, wenn man mit Vereins-T-Shirts reich werden könnte. Wenn Sie lieb gefragt hätten, dann hätte ich Ihnen sogar erzählt, was da am Ende wirklich monetär übrig bleibt. Wenn man von den Förderbeiträgen, die durch die T-Shirts in den Verein fließen, die laufenden gemeinnützigen Projekte und die Ausgaben für Drucksorten usw. abzieht, bleibt unterm Strich nicht viel. Gewinne sind es jedenfalls keine, soviel dazu.

Wären Sie wirklich an dem interessiert, was ich tue, dann hätte ich Ihnen auch erzählt, dass der Verein „Österreich ist Frei" mit den Förderbeiträgen, die hereinkommen, unter anderem das Projekt „Nur Mut-Telefon" des Familienhilfsvereins VALED unterstützt, eine Krisenhotline, bei der sich die Damen, die dieses Projekt betreuen, täglich um die Anfragen verzweifelter Bürger kümmern, die schwerst maßnahmengeschädigt und oft mental und existenziell am Ende sind. Bei ernsthaftem Interesse können Sie sich gerne mit den Projektleiterinnen unterhalten und sich selber ein Bild der gesellschaftlichen Situation in Österreich machen.

Was verdient man eigentlich mit so einem vierseitigen Hetz-Bericht in einem Gratis-Magazin? Ruhm und Ehre kann es wohl nicht sein. Und ein ruhiges Gewissen lässt sich davon vermutlich auch nicht auf Dauer bezahlen, vor allem nicht, wenn man bedenkt, dass die Zeichen auf Umschwung stehen. Würden Sie ernsthaft für Ihre Artikel recherchieren, wäre Ihnen vermutlich längst bewusst, dass die echten Gewinner dieser Pandemie jene sind, die sich mit Masken, Tests und Pharma-Aktien eine goldene Nase verdienen oder die, die ihren PatientInnen unaufgeklärt im Dreiminuten-Takt Gensubstanzen spritzen.

Vielleicht hätten Sie dann auch herausgefunden, wie viele Impfschäden inzwischen sichtbar sind und würden das Wort „Impfgegner" aus Ihrem Bericht streichen. Irgendwann, in nicht allzu ferner Zukunft, kommt der Tag X – und das steht fest. Dann fällt der ganze Wahnsinn in sich zusammen und seine Unterstützer werden für ihr Handeln und ihre Worte Verantwortung übernehmen dürfen. Der Tag an dem man die Impfschäden und -toten nicht mehr wird verstecken können und die großen Gewinner der Krise sich plötzlich in geächtete Verlierer wandeln. Ob Sie sich dann noch, in Anbetracht Ihrer Schund-Artikel, selber in den Spiegel schauen können, wird sich zeigen.

Irgendwann werden Sie sich an meine Worte erinnern und sich wünschen, dass man wirklich alle Ihre Artikel in der Rundablage entsorgt hätte. Und genau dann, wenn Sie sich am sichersten fühlen und all Ihre Wortsünden in Vergessenheit glauben, wird sich irgendjemand finden, der Ihre Artikel irgendwo ausgräbt und wieder sichtbar macht. Ich wünsche Ihnen von ganzem Herzen, dass Sie gut durch diese Krisenzeit kommen, sich hinterher noch selbst in den Spiegel schauen können und sich am Ende nicht plötzlich auf der schmutzigen Seite der großen Verlierer wiederfinden.

Beste Grüße von Redakteurin zu Redakteurin

02. Februar 2022
Lasst uns fröhlich mobben?

Was tun wir da eigentlich? Eine Frage, die wir uns öfter stellen sollten. Ist, was uns Politik und Medien vorgaukeln, wirklich das, was wir umsetzen sollten? In einer Zeit, in der wir den Buchstaben „G" auf ein Podest gestellt haben und zwischen 1G, 2G und 3G jonglieren, sollten wir auf das wichtigste G nicht vergessen, auf den „Gesunden Menschenverstand". Der ist nämlich in den letzten zwei Jahren in der breiten Masse irgendwo verloren gegangen. Wie sonst könnte man sich den Wahnsinn erklären, der tagtäglich läuft. Natürlich werden die Regeln von oben vorgegeben.

Allerdings habe ich noch nie einen Nehammer in freier Wildbahn getroffen, der ein Volksschulkind ins Freie bei Minusgraden zum Testschreiben gesetzt hat. Ich habe auch noch nie einen Mückstein gesehen, der eine Zehnjährige aus dem Geschäft geworfen hat, weil sie ungeimpft einen Bleistift kaufen wollte.

Es war niemals ein Kogler, der den Opa nicht zur sterbenden Oma im Heim gelassen hat, bevor sie den letzten Atemzug getan hat. Das alles und vieles mehr kommt nicht aus der Politik, sondern aus unserem direkten Umfeld. Hier zeigt sich die Mentalität vieler Mitbürger.

Natürlich sind die absurden Regeln und die Verordnungen mehr als fragwürdig und vermutlich schwerst verfassungswidrig. Natürlich sind die G-Regeln unmenschlich und spaltend. Aber wie wir diese Regeln und Vorschriften umsetzen, haben wir selbst in der Hand.

Ich habe einmal den Heimleiter einer Pflegeeinrichtung interviewt, der sein Bestes gibt, um in einer unmenschlichen Zeit so menschlich wie möglich zu handeln, der Wert auf die menschliche Würde legt. „Ich versuche KEIN Hardliner zu sein, weil diese Entscheidung jeder von uns treffen kann", war sein Satz, der mir im Gedächtnis geblieben ist. Und damit hatte er absolut recht. Wir können entweder Hardliner sein und den von oben vorgegebenen Regeln noch eines draufsetzen, wie zum Beispiel die Schuldirektorin, die auf die rote Karte setzt und die Kinder vom Unterricht ausschließt, wenn diese die Maske schief tragen, oder der Fahrkartenkontrolleur, der Teenager aus dem Bus wirft, weil sie aus welchen Gründen auch immer keine Maske tragen können, die Schuhverkäuferin, die einer Mutter keine Hausschuhe fürs Kind verkauft, weil diese keinen grünen Pass vorweisen kann, oder wir besinnen uns auf die Menschlichkeit, versuchen keine Hardliner zu sein und nutzen den Spielraum, den die Regeln zulassen, bestmöglich aus.

Denn eines ist sicher: Man wird nicht zum guten Menschen, weil man verfassungswidrige Gesetze akribisch befolgt oder sogar mehr erfüllt als notwendig. Wir bekommen auch keinen goldenen Stern fürs brav sein. Wir müssen uns auch nach diesem ganzen Wahnsinn noch in die Augen schauen können und einen guten gemeinsamen Umgang finden. Am Ende des Tages ist es völlig egal, ob wir groß, klein, dick, dünn, gläubig oder bekenntnislos, geimpft oder ungeimpft sind. Wir alle sitzen im selben Boot. Und falls wir es bis jetzt verdrängt oder vergessen haben: Jene, welche wir jetzt mobben, denunzieren, aus den Geschäften und Lokalen werfen, fristlos kündigen, weil G-frei oder schikanieren, weil nicht impfgläubig – jene vergessen nie!

„Lockdown für Ungeimpfte endet, 2G-Regeln bleiben" (Trend.at, 26. Jänner 2022)

Was ich bis dato als selbstständige Unternehmerin nie verstanden habe: Wie können es sich Unternehmer in Zeiten von Fachkräftemangel leisten, langjährige, fähige Mitarbeiter erbarmungslos vor die Tür zu setzen, nur weil diese dem Test- und Impfnarrativ nicht folgen?

Wie ist das wirtschaftlich und menschlich tragbar? Wie können es sich Gastronomen leisten, gesunde Menschen unfreundlichst aus ihren Lokalen zu werfen, nur weil sie entsprechend der Datenschutzgrundverordnung, dem Wirt ihre Gesundheitsdaten nicht auf den Tisch legen?

Wie können es Pädagogen vertreten, Schüler zu quälen, bis diese verstummen, depressiv werden und über Suizid nachdenken? Wie können wir es menschlich vertreten, Familienmitglieder einfach von Familienfeiern auszuschließen, nur weil diese eine andere gesundheitliche Entscheidung treffen, als uns die Politik vorgibt? Denken wir überhaupt noch über all das nach, was wir uns da gerade gegenseitig antun? Oder darüber, was danach kommt?

Wir können nicht einfach die Verantwortung an Mückstein, Nehammer und Co abgeben und uns aufführen wie die letzten Neandertaler. Wir alle haben unseren gesellschaftlichen Beitrag eigenverantwortlich, wohldurchdacht und mit einem Mindestmaß an Menschlichkeit zu leisten.

Erst gestern habe ich mich mit Inge unterhalten. Inge ist eine der Damen, die das „Nur Mut" Krisentelefon betreut. Da rufen Menschen an, die keinen Ausweg mehr sehen und schon fast vom Dach springen, um dieser unmenschlichen Zeit und dem Leben zu entkommen.

Wenn das Krisentelefon klingelt, kann es schon mal eineinhalb Stunden dauern, bis die Anrufer wieder vom Dach herunterklettern, bis die Telefonseelsorgerinnen sie aus ihrem Tief abgeholt haben und ihnen den Lebensmut ein Stück weit zurückgegeben haben.

Dabei wäre die Lösung so einfach. Wir sollten einfach wieder die Menschlichkeit ins Boot zurück holen, den Fernseher mit seinem politischen Panikkurs abdrehen, wieder auf unser Umfeld achten. Eines ist nämlich sicher: Nehammer und Co montieren sich gerade selber ab. Und wir sollten aufpassen, dass wir es ihnen nicht gleichtun, denn wir brauchen den Rückhalt unserer Familie, die Geborgenheit des Freundeskreises, fähige Mitarbeiter und zufriedene Kunden. Der Rest ist irgendwann Geschichte.

09. Februar 2022
Warum wir nie wieder vergessen dürfen

Eines haben wir Ungeimpften und Geimpfte, Junge und Alte, Mutige und Ängstliche, Gleichgültige und Wütende alle gemeinsam: Wir alle wünschen uns eine lebbare Normalität zurück. Wir wünschen uns eine Politik, die für, statt gegen die Menschen arbeitet und wir wollen endlich wieder aufatmen dürfen. Und trotzdem dürfen wir jetzt nicht verdrängen und vergessen.

Wir dürfen nie wieder vergessen!

Langsam bröckelt das Lügengebilde. Es wackelt an allen Ecken und Enden und ist längst einsturzgefährdet. Das Lügentheater verliert einen Schauspieler nach dem anderen. Der goldene Anstrich weicht dem faulen Untergrund. Das Ungeheuer zeigt seine wahre Fratze und schafft es nicht länger, sein Narrativ aufrechtzuerhalten. Spitäler und Gesundheitssystem waren niemals überlastet. Milliarden Tests, Maskenball und Covid-Impfungen haben sich als gleichsam unnötig wie schädlich erwiesen.

Durch die zahlreichen sinnlosen Lockdowns wurde die Wirtschaft völlig evidenzfrei gegen die Wand gefahren. Die Unternehmer haben ihr Schweigegeld genommen und sind mit wehenden Fahnen in den Abgrund mitgeritten.

Der gesellschaftliche Ausschluss von Ungeimpften wird immer noch staatlich gefördert. Ungeimpftenhass und Denunzierung werden hochgelobt und als salonfähig verkauft. Menschen, die vor gefährlichen Mustern des Ausschlusses und Mobbings einer ganzen Gesellschaftsgruppe warnen, werden als „Verharmloser" zum Schweigen gebracht. Wer das Unrecht auf den Tisch bringt, wird als „Nazi" und „Rechter" vernadert. Was wir unseren Kindern und Senioren in den letzten zwei Jahren an Grausamkeiten angetan haben, ist kaum zu überbieten. Die psychischen Schäden, die durch Angstpolitik, Strafmaßnahmen und Willkürregeln verursacht wurden, werden wir noch die nächsten Generationen aufarbeiten dürfen. Die geplünderten Staatskassen, durch die sich einige findige Provisionskassierer, Impfdealer, Masken- und Testhändler massiv bereichert haben, werden uns und unseren Nachkommen wirtschaftlich den Kopf kosten.

Die Covid-Impfschäden, die jetzt bereits um ein vielfaches höher sind, als alle anderen Impfschäden des letzten Vierteljahrhunderts zusammen, drängen nach und nach an die Oberfläche und werden sichtbar.

Eine untergangsgezeichnete Impfpflicht liegt immer noch offen auf dem Tisch, Impfgeschädigte werden mit ihrem Leid allein gelassen, ohne jegliche Unterstützung. Welche Schäden und Autoimmunerkrankungen uns in den nächsten Jahrzehnten noch erwarten, ist aus heutiger Sicht nicht abschätzbar.

Wer genau hinsieht, erkennt, dass der Wind sich langsam dreht. Omikron ist der Wind in den Segeln des Umschwunges. Die Überflüssigkeit aller Maßnahmen und Schikanen ist unübersehbar. Politik und Drahtzieher sind damit beschäftigt, ihre Haut zu retten, weil der Druck zu groß wird und die Lügen an die Oberfläche dringen. Sie lassen sich nicht mehr verstecken.

Es ist nur mehr eine Frage der Zeit, bis alle Maßnahmen und die letzten Masken gefallen sind, bis der Wiederaufbau des Scherbenhaufens beginnt. Dann dürfen wir einander die Hände reichen und uns versöhnlich zeigen. Wir dürfen uns mit denen arrangieren, die uns jetzt noch ins Gesicht spucken und mit dem Finger auf uns zeigen, weil es nur diese eine Gesellschaft gibt.

Eines ist jedenfalls sicher: Die Narben nach diesem Krieg – und ja, es herrscht Krieg, wenn auch ohne Waffen und auf sehr subtile Weise – die Narben auf den Seelen bleiben für immer.

Wir dürfen verzeihen, aber niemals vergessen! Und wir dürfen vor allem nicht vergessen, wer diesen Wahnsinn vorangetrieben hat, wer von dem Wahn profitiert und sich auf Steuerzahlerkosten bereichert hat, wer dafür gerade stehen und rechtlich in die Verantwortung genommen werden muss. Politik und Medien, Impfärzte und Unternehmen, die ihre Mitarbeiter und Kunden gequält, misshandelt und weggeworfen haben. Pädagogen, die sich zu Diktatoren entwickelt und unsere Kinder gequält haben, die Alltagsterroristen, die vernadert, gemobbt und misshandelt haben.

Es wird eine umfangreiche rechtliche Aufarbeitung aller Unmenschlichkeiten brauchen, bevor wir das gescheiterte System neu aufbauen können. All diese Menschen und Taten dürfen wir niemals vergessen, wenn dieser ganze Wahnsinn vorbei ist.

Denn dieses Mal darf es wirklich nie wieder passieren!

16. Februar 2022
Der "Freedom Day" oder wie
die Politik das Volk verspottet hat

Ich warne eindringlich davor, den Fake-Köder der Scheinfreiheit zu schlucken. Während das System den Menschen vorgaukelt, endlich wieder frei zu sein, liegt das Impfpflichtgesetz startbereit in der Schublade. Auch Masken und „G" werden uns die nächsten Jahre begleiten, wenn wir uns nicht dagegen wehren.

„Endlich frei...", sagte der Vogel und flog gegen das Käfiggitter, endlich Lockerungen, wieder einmal. Die nächsten zwölf Monate werden entscheidend sein. Und dann die nächsten zwölf Monate. Es gab eine Zeit, da hat ein Volksschullehrer, Schrägstrich, Gesundheitsminister davon gesprochen, dass die nächsten zwei Wochen entscheidend sind. Inzwischen ist längst alles für die Politik und gegen das Volk entschieden, und die Österreicher sitzen vorauseilend gehorsam in ihrer Dauerschleife.

„Freedom Day am 5. März: Bundesregierung kündigt Ende (fast) aller Maßnahmen an"
(MeinBezirk.at, 16. Februar 2022)

Ja, richtig gehört. Wir sitzen, immer noch! Denn wären wir alle aufgestanden, wäre das Debakel längst vorbei. Und auch, wenn die Politik von einem „Freedom Day" spricht, so sollten wir uns auf keinen Fall täuschen lassen. Denn solange nicht alle Maßnahmen ausnahmslos gefallen sind und das Impfpflichtgesetz vollständig und unumkehrbar auf dem Scheiterhaufen verbrannt wird, gibt es keine echte Freiheit mehr für uns.

Während Nehammer sich damit brüstet, dass man die Maßnahmen nur so lange wie nötig aufrechterhält, frage ich mich, wer diese „Nötigkeit" bestimmt. In meiner Welt – und in der Welt Millionen anderer sind sämtliche Maßnahmen nicht nötig, wohl aber schwerste Nötigung.

Die Politik diskutiert öffentlich, dass man nun die Tests, die eh kein Schwein braucht, endlich einmal kostenpflichtig machen müsse, mit dem Argument, dass es ja eh Gratis-Impfungen gäbe und die bösen Ungeimpften ihre Tests endlich einmal selber zahlen sollen. Dass die Impfungen auch vom Steuerzahlergeld bezahlt werden, darüber spricht niemand. Dass viele unserer angestellten Damen und Herrn Politiker die Staatskassen hemmungslos plündern, sich den Wamst mit den Steuergeldern von Geimpften und Ungeimpften vollschlagen und sich an Test- und Impfstraßen und Provisionszahlungen bereichern, darüber spricht natürlich auch niemand, besonders nicht die Tastaturhuren, die ebenfalls sabbernd vor den steuerfinanzierten Futtertrögen hörig herum geifern. Viel schicklicher ist es da natürlich, die Bevölkerung weiterhin kräftig zu verarschen – mit dem groß aufgezogen Spot-Projekt „Freedom Day".

Während das „Gecko" die Schüler zumindest fallweise vom Sklavenfetzen vorm Gesicht befreien will, liebäugelt der Rot-Kreuz-Chef damit, den Kindern zumindest bis Ostern noch die Luft wegzunehmen. Wenn juckt es schon, dass sich unser Nachwuchs kaum mehr auf den Schulstoff konzentrieren kann, weil der Sauerstoff fehlt, andauernde CO^2-Kopfschmerzen und Kreislaufzusammenbrüche im Unterricht an der Tagesordnung stehen. Hauptsache, der Propaganda-Maulkorb sitzt. Da möchte man fast fragen, ob diese Stoßrichtung gut bezahlt wird und wie hoch denn die Umsatzbeteiligung im Maskengeschäft ist. Aber... Diese Frage ist nicht erwünscht und unterliegt der Zensur. Also stellen wir sie natürlich auch nicht.

Wenn die Österreicher ganz brav und hörig sind, bekommen sie auch wieder 3G statt 2G. Ein echter Befreiungsschlag, finden Sie nicht? Ein ganz besonderes Gustostückerl ist nach wie vor das grottige

Impfpflichtgesetz, das man für schlechte Zeiten in der Schublade aufheben will. Ob man die Menschen dazu zwingt, sich Impfstoffe in den Körper jagen zu lassen, die lebensgefährlich, nur notzugelassen, nicht erforscht und längst veraltet sind, weil das Virus inzwischen ein paarmal mutiert ist – diese Entscheidung lässt sich der Karli offen. Da spielen wir einfach noch ein paar Jahre Mühle auf, Mühle zu, bis auch der Letzte genug mit dem Gift verdient hat.

Und was macht der hörige Österreicher? Der freut sich über Lockerungen, ignoriert die Tatsache, dass die Menschen rund um ihn der Reihe nach umkippen und ihren Impfschäden zum Opfer fallen, während er sich vor einer schwachen Grippe zu Tode fürchtet.

Inzwischen sind wir schon so gut abgerichtet, dass wir sogar unsere Volksschulkinder im Contergan-Style durch den Impfbus ins ungewisse Nadelexperiment jagen. Wir belächeln Herzmuskelentzündungen, Schlaganfälle und Krampfanfälle und sehen Sportlern, Moderatoren und Comedians unbeeindruckt dabei zu, wie sie kollabieren. „Wird schon nicht so schlimm sein", ist das gängige Mantra. Wer jetzt immer noch nach dem Motto „Hilft's nichts, schadet's nichts" lebt, dem ist nicht mehr zu helfen. Wir werden uns noch wundern, was alles auf uns zukommt, wenn wir weiterhin beharrlich ignorieren, dass es besonders die Geboosterten erwischt. Die werden nämlich inzwischen reihenweise – natürlich völlig überraschend – von Omikron flachgelegt und bevölkern als sogenannte Impfdurchbrüche die Krankenhäuser.

Wer realistisch ist und über den Tellerrand der staatlichen Massenhypnose guckt, wird klar erkennen: „Der Impfstoff hilft nichts und schadet sehr wohl." Besonders wenn man bedenkt, dass der Impfstoff – falls da überhaupt jemals der Hauch einer positiven Wirksamkeit gegeben war – auf die Virusvariante vom Winter 2019 ausgerichtet ist, also auch nicht mehr funktionstüchtig und en Vogue, wenn man's ganz genau nimmt, ungefähr so wirkungsvoll wie eine Vignette von 2019, die ich mir jetzt auf die Windschutzscheibe klebe.

Natürlich können wir wegschauen, den Kopf in den Sand stecken, den kollektiven Missbrauch ignorieren und uns weiterhin von der Regierung die Schuhbänder zubinden lassen. Aber je länger wir wegsehen, umso härter wird der Aufprall, wenn wir am Ende erkennen müssen, dass wir die Wahrheit die ganze Zeit vor den Augen hatten. Und anstatt den Obrigkeiten nun auch noch das Versammlungsrecht infrage stellen zu lassen, sollten wir endlich unseren Hintern in die Höhe bekommen und für eine echte Freiheit kämpfen. Denn eines ist sicher: Die Doris allein wird's nicht richten.

27. Februar 2022
Der ganz normale Wahnsinn

Da steht sie also vor uns, die große Freiheit, zum Greifen nahe. Wollen wir glauben. Aber dem ist nicht so. Wann war eigentlich der Punkt, an dem wir falsch abgebogen sind und unsere Freiheit – unser Geburtsrecht abgegeben und gegen die totale Überwachung und Bevormundung getauscht haben? Erinnern wir uns noch an diesen Punkt?

Woran ich mich noch genau erinnere, ist die Datenschutz-Grundverordnung. Ein großartiges Konzept, unfassbar viel Aufwand für uns Unternehmer und unfassbar scharfe Regeln, wie mit persönlichen Daten umgegangen werden muss und darf. Vor allem persönliche und medizinische Daten sind mehr als gefinkelt und umsichtig zu behandeln.

Und jetzt legen wir jedem Kellner, jeder Verkäuferin und jedem Friseur bereitwillig unsere Impfpässe und persönlichen Gesundheitsdaten unreflektiert auf den Ladentisch? Sind wir wahnsinnig geworden? Wenn mich jemand nach meinem Impfpass fragt, folgt meistens die Gegenfrage nach dem letzten Vaginalabstrich oder dem letzten HIV-Test. Geht mich nichts an? Eben! Mein Gegenüber nämlich auch nicht, auch wenn es scheint, dass wir das irgendwie inzwischen vergessen haben.

Diese Woche gibt es keinen Videokommentar von

mir, weil ich es einfach nicht zur Aufzeichnung ins Studio geschafft habe. Zum einen habe ich mir unter der Woche eine Auszeit für mich genommen und meine mentalen Energiereserven mit ausgiebigen Wanderungen aufgefüllt, zum anderen war ich das ganze Wochenende in Wien zum Netzwerken und auf Kundgebungen. Wien ist ein hartes Pflaster, wenn man es unter dem Aspekt der Freiheit betrachtet. An sämtlichen Auslagen klebt „Eintritt nur mit 2G-Nachweis und gegen Vorlage des Lichtbildausweises".

*„Wien vorerst mit
strengeren Corona-Regeln:
2G in Gastronomie bleibt"
(vienna.at, 16. Februar 2022)*

Unfassbar, wie normal dieser Wahn inzwischen geworden zu sein scheint. Man schafft es zwar auch in Wien, irgendwie daran vorbei zu segeln, wenn man die richtigen Menschen kennt. Aber entspannt frühstücken nach dem Aufstehen spielt es hier ohne Prostitution der persönlichen Gesundheitsdaten eher nicht, für mich also eher ein Würstelstand-Marathon. Und wer glaubt, dass ab "Fake-Freedome-Day" alles wieder normal ist, der irrt sich.

Wie kommen wir überhaupt auf die Idee, dass wir „fragen müssen", wie wir unser Leben gestalten dürfen, wen wir als Kunden bedienen dürfen und wen wir wegschicken sollen? Wie kommen wir überhaupt auf die Idee, darauf warten zu müssen, ob uns oder unseren Kindern irgendjemand „erlaubt", die Maske abzunehmen, mit der man uns die Luft raubt oder uns sagen zu lassen, welches Zeug wir uns in den Körper jagen lassen sollen? Ticken wir noch ganz richtig?

Wir haben es doch „vor Corona" auch ganz gut geschafft, unsere Entscheidungen selbst zu treffen, und auch die Entscheidungen, die für das Wohl unserer Kinder am besten sind. Warum lassen wir uns dann jetzt nach Strich und Faden mit Unmenschlichkeiten und sinnlosen Regeln quälen und bevormunden? Was würde denn passieren, wenn wir endlich wieder lernen „Nein" und „Stopp" zu sagen? Die Wahrheit ist: Gar nichts. Und gleichzeitig: Alles! Das, wovor wir uns vermeintlich fürchten... Strafe, Sanktionen, usw. ... würde nicht eintreffen, wenn wir alle ganz klar „Nein" sagen. Wohl aber die Freiheit würde endlich zurückkehren. Wenn wir erkennen würden, dass uns die Freiheit in Wirklichkeit niemand nehmen kann, dann hätten wir sie ganz schnell wieder, ohne 1G, 2G, 3G und sonstige Wahnsinnigkeiten.

Wenn ich mich in meinem persönlichen Umkreis umsehe, macht sich bei mir allerdings eher ein wenig Pessimismus breit. Da scheint sich dieser Wahnsinn vielfach schon als so „normal" eingeschlichen zu haben, dass manch einer gar nicht mehr merkt, wie abartig all diese Regeln und Vorschriften sind. Vielfach wird es als „normal" betrachtet, dass wir mit Filtertüten vor dem Gesicht in der Welt herumrennen, die im besten Fall vor Staub, niemals jedoch vor irgendeinem Virus schützen.

Manchmal frag ich mich, ob sich die Menschen eigentlich schon mal genauer im Spiegel betrachtet haben, mit ihren „Gehorsamsfetzen" vor dem Gesicht und schon mal bewusst wahrgenommen haben, wie bescheuert sie damit eigentlich aussehen. Manchmal frag ich mich auch, ob Eltern einfach nicht wahrnehmen wollen, wie sehr ihre Kinder unter den Masken leiden oder ob sie es wirklich nicht mitbekommen, dass es ihren Kindern schlecht geht.

Manchmal frage ich mich – wenn mir Menschen erzählen, dass sie sich impfen haben lassen, „weil sie mussten" – wer einen denn impfen kann, wenn man das selber nicht will und zulässt. Was ich nicht verstehe: Warum unterschreibt man eine Einverständniserklärung für eine „Impfung", die man nicht will, zu der man sich gezwungen fühlt? Ich frage mich, ob den Menschen klar ist, dass sie damit unterschreiben, damit einverstanden zu sein, die Haftung für einen Wirkstoff zu übernehmen, den man eigentlich nicht will und braucht, der niemals ausreichend getestet wurde. Das ist, als würde man – man verzeihe mir den Vergleich – vor einer Vergewaltigung unterschreiben, dass der Sex einvernehmlich war. Haben wir das wirklich nötig? Sollten wir da nicht einfach mal intensiver drüber nachdenken und uns dann entschieden dagegenstellen? Sollten wir unseren „Vergewaltigern" nicht endlich ein Stoppschild aufstellen und ihnen mitteilen, dass sie sich ihren „Fake-Freedom-Day" auf ihren Allerwertesten kleben können? Sollten wir nicht endlich all unsere unfähigen angestellten Politiker, die wir mit unserem Steuergeld finanzieren, mit dem nassen Fetzen aus den Ämtern jagen?

Genug ist genug. Wir sollten aus unserer Opferrolle aussteigen, uns wieder selber spüren und uns und unsere Kinder vor den Wahnsinnigen schützen, die sich selbst seit mehr als zwei Jahren nicht mehr spüren.

Eigentlich habe ich ja beschlossen, mich aus dem Ukraine/Russland Schlamassel völlig rauszuhalten. Eine Frage beschäftigt mich trotzdem ganz massiv: Ist es nicht der blanke Wahn, dass Bundeskanzler Karli es nicht schafft, Österreichs neutrale Position zu wahren und die Klappe dann zu halten, wenn es klüger wäre nichts Dummes zu sagen?

Und trotzdem halte ich meine Klappe nicht und gebe euch zum Wochenstart einen guten Filmtipp mit auf den Weg: „Wag the dog - Wenn der Schwanz mit dem Hund wedelt". Eigentlich sehr gelegen, für den Wahnsinn, der uns regiert, das eigene massive politische Versagen, die selbstverursachte Krise und das Leid im Landesinneren mit aufgebauschten externen Kriegsdramen in den Hofmedien weg zu wedeln, finden Sie nicht?

03. März 2022
Die Neutralität als Auslaufmodell?

Eine unfassbare Diskriminierungswelle, die gerade über Österreich schwappt. Diesmal sind es nicht die Ungeimpften, sondern die Russen, die schlechte Karten haben. Oder ist es am Ende die unantastbare, immerwährende Neutralität, die wir gerade beerdigen? Österreich, ich gratuliere dir. Du hast Platz eins im Fettnäpfchenwetthüpfen gewonnen. Wenn ich es mir so recht überlege, sind es gar keine Fettnäpfchen mehr, sondern schon tonnenschwere Altölfässer, in die du da mit Schwung springst.

„Die Neutralität wurde uns aufgezwungen von den Sowjet-Kommunisten"
(Bundeskanzler Karl Nehammer,
28. Februar 2022)

Eigentlich dachte ich, dass wir mit der Corona-Krise den Zenit der Dummheit erreicht hätten. Und nun bin ich überrascht, wie weit man mit der sogenannten „Ukraine-Krise" diesen Zenit noch überschreiten kann. Das vorhersehbare Ende dieses Feldzuges ist vermutlich ein Weltkrieg oder eine Atombombe, die der Gehirnwäsche und der grenzenlosen Dummheit ein Ende setzen wird. Ein Satz, der bei mir mehrmals täglich aufpoppt, wenn ich über Schlagzeilen online, in den sozialen Medien oder im Radio stolpere, ist: „Seid ihr eigentlich alle wahnsinnig geworden?" Und mein Appell dazu, um es auf österreichisch zu sagen: „G'spiats eich endlich wieder!"

Davon abgesehen, dass die immerwährende Neutralität Österreichs das oberste Gebot und Heiligste ist, worauf wir aufpassen sollten wie die Haftelmacher, sind es die Regierenden, die jetzt dringender denn je zurücktreten sollten. Mehr noch, ein Rücktritt alleine reicht längst nicht mehr aus. Sie alle müssen in die Verantwortung genommen werden für die vorsätzliche Manipulation Österreichs, die wissentliche Zerstörung der Wirtschaft, den Panik-Terror, das Quälen Voll- und Minderjähriger, die psychologische Kriegsführung und den unfassbaren Raubzug, der an unseren Steuergeldern betrieben wird.

Was jetzt gerade passiert, das von ÖVP, NEOS, den Grünen, der gesamten gleichgeschalteten Bagage wissentlich und voller Hingabe veranstaltet wird, ist die vorsätzliche Erdolchung unserer überlebensnotwendigen und geliebten – in der Verfassung verankerten – immerwährenden Neutralität Österreichs. Ein Anschlag auf Österreich sondergleichen. Als wäre es nicht genug, dass man das Leben der Alten in den letzten zwei Jahren der herbeigeführten Vereinsamung geopfert hat, den Kindern den Lebensmut einfach wegradiert hat und die Unternehmer durch vorsätzlichen Entzug der Lebensgrundlage von den Dächern und vor die Züge getrieben hat.

Das Elend, verursacht durch evidenzfreie Maßnahmen und bewusste Fehlentscheidungen, mit denen man den Gierigen das hart erwirtschaftete Steuergeld in Form von Spritzen, Tests und Maskenskandalen in den Rachen geworfen hat, ist kaum zu übersehen. Und doch springt die breite Masse der österreichischen Bevölkerung auf den nächsten wahnsinnigen Zug auf und schluckt die nächste giftige „Krot" mit Genuss.

Während das breite Kollektiv seit fast eineinhalb Jahren auf die bösen Ungeimpften hin hackt, diese vollständig vom öffentlichen Leben ausschließt und ihnen sogar vielfach unverblümt den Tod gewünscht hat und immer noch wünscht, hat man nun eine neue Gruppe gefunden, auf die man geifernd losgeht: Die Russen, die bösen, bösen Russen. Man hat ein neues Opfer gefunden, ein neues Feindbild. Man kündigt russische Mitarbeiter, verbannt russische Produkte aus den Supermärkten, verweigert russischen Sportlern die Teilnahme an Wettbewerben und schließt russische Künstler von Konzerten aus. Österreich scheint es in der Weltmeisterschaft der Diskriminierung weit bringen zu wollen.

„IOC: Russische Sportler weltweit ausschließen"
(dw.com, 28. Februar 2022)

Je brutaler man auf alles, was auch nur im Entferntesten russisch anmutet, drauffährt, desto besser fühlt man sich und desto mehr Ehre steht einem vermeintlich zu, denkt man. Brutalste Unmenschlichkeit, wohin man auch schaut. Und nebenbei vergisst man völlig, dass am Beginn des neu entbrannten Wahnsinns ein einziger russischer Staatsmann steht und nicht ein gesamtes russisches Volk. Und den juckt es herzlich wenig, ob wir die Russen mögen oder nicht.

„Sibelius Violin Competition schließt russische Künstler aus"
(wsws.org, 14. April 2022)

Auch unsere Politiker scheinen vollständig verdrängt zu haben, wer den Finger am Atomsprengknopf hat. Nehammer, Kogler, Meinl-Reisinger, Schallenberg und Co. spucken große Töne und drohen dem Atomriesen Russland. Jetzt, wo man die Atomenergie plötzlich grün anmalt, ist ein Schwurbler, wer sich vor einem Atomkrieg fürchtet. Unsere nicht gewählten Regierenden maßen sich an, die in der Verfassung fest verankerte immerwährende Neutralität Österreichs infrage zu stellen. Mehr noch: Sie verspotten UNSERE Neutralität als nicht mehr zeitgemäße Modeerscheinung. Die Politik brüstet sich, unserem tot gesparten Heer die letzten Helme abzunehmen und ritterlich in die Ukraine zu spenden. Journaillen vernadern unsere Neutralität als „löchrig geworden", „nicht absolut" und „altes Lavieren". Meinl-Reisinger spricht gar vom „Gerede von Neutralität, das sie befremdlich findet" und erklärt, dass „es für Österreich keine Neutralität gibt".

„NEOS-Chefin nennt unsere Neutralität, alt und verstaubt"
(exxpress.at, 7. März 2022)

Und was macht die breite Masse, der verblendete Teil der österreichischen Bevölkerung? Die drei- oder vierfach Geimpften, die gerade noch als feurige Impfzwang- und Maskenbefürworter Gift und Galle gespuckt haben und den Ungespritzten Tod und Teufel gewünscht haben, trifft man nun – scheinheilig und selig auf den neuen gesellschaftstauglichen Ukraine-Demos.

Ungeachtet dessen, dass es in der Ukraine bereits

seit dreißig Jahren kracht (seit 2014 so richtig) und dass dort völlig emotionsfrei auf die eigene Zivilbevölkerung geschossen wird, ruft man nun laut danach, sich diesem Krieg anzuschließen. Einem Krieg, der nicht unserer ist und nur deshalb, weil die Medien das gerade als modern verkaufen.

Das sind übrigens dieselben Medien, die uns seit zwei Jahren durchgängig belügen und gegen fürstliche Bezahlung die Panik hochhalten, anstatt neutral und sachlich zu berichten. Die heiligsten der Scheinheiligen, die gerade noch das Essen im Lokal neben Ungeimpften verweigert haben, bieten sich nun rührig an, ukrainische Flüchtlinge aufzunehmen. Und das, obwohl gerade einmal ein Drittel der Ukrainer geimpft ist.

Plötzlich scheinen alle Bedenken der Heuchler wie von Zauberhand vom Tisch gewischt zu sein. Wer sich gerade noch vor einem simplen Grippevirus zu Tode gefürchtet hat, fordert nun unverhohlen die Einmischung in einen Krieg. Und plötzlich dreht sich das Narrativ und kritische Menschen, die sich um die Neutralität Österreichs sorgen, werden als „Putinfreunde und Demokratiefeinde" beschimpft.

Eines ist sicher: Wer jetzt noch nicht begonnen hat, wieder selbst nachzudenken und Fragen zu stellen, den wird auch eine Atombombe nicht aufwecken. Spätestens, wenn es kracht, werden die letzten draufkommen, dass wir uns mit Tests, Genspritzen und Masken nicht verteidigen werden können.

Ich erinnere euch daran, worauf es wirklich ankommt: An jenen Teil unserer Verfassung, an dem wir uns wirklich festhalten sollten, den wir auf keinen Fall aufgeben dürfen:

In Artikel 1 steht: Zum Zwecke der dauernden Behauptung seiner Unabhängigkeit nach außen und zum Zwecke der Unverletzlichkeit seines Gebietes erklärt Österreich aus freien Stücken seine immerwährende Neutralität. Österreich wird diese mit allen ihm zu Gebote stehenden Mitteln aufrechterhalten und verteidigen. Österreich wird zur Sicherung dieser Zwecke in aller Zukunft keinen militärischen Bündnissen beitreten und die Errichtung militärischer Stützpunkte fremder Staaten auf seinem Gebiet nicht zulassen.

Diese Sätze sollten wir uns hinter die Ohren schreiben, solange wir noch können.

9. März 2022
Studie zur Wirksamkeit der Schutzmasken und Aluhüte – Achtung Satire!

Haben Sie sich schon einmal Gedanken über die Wirksamkeit der FFP2-Maske gemacht? Zeit für eine Analyse der angeblichen Schutzwirkung der Masken und der aktuellen Verordnung dazu! Achtung Satire: Es könnte sein, dass der folgende Text ebenso sinnvoll ist wie die Verordnungen, mit denen man uns seit zwei Jahren quält.

Sie sind ja immer noch da! Sie leben noch? Obwohl Sie beharrlich die erste, zweite, dritte oder vierte Impfung gegen das tödlichste Virus aller Zeiten verweigern? Sie sind ein echtes Phänomen. Denn, ginge es nach „Klabauterbach", wären alle Ungeimpften, nicht Genesenen bis März verstorben.

Schön, Sie immer noch zu sehen. Entwarnen kann ich Sie allerdings noch nicht. Bitte tätigen Sie Hamsterkäufe, besorgen Sie sich genug Klopapier, Nudeln, Chips, Schokolade und Alkohol – falls Sie Ihren Haushalt mit Kindern teilen. Sperren Sie sich zu Hause ein, verriegeln Sie alle Türen und tragen Sie zur Sicherheit Ihren Aluhut, zusätzlich zur FFP2-Maske. Drehen Sie die Mainstreammedien auf und bewegen Sie sich bitte nicht von Ihrer Couch weg, bis die Medien 2030 endgültig Entwarnung geben. Nicht, dass Sie am Ende noch vom ausgesprochen gefährlichen und intelligenten Corona-Virus überfallen werden, der an (fast) jeder Ecke lauert...

Dass das Virus besonders intelligent sein muss, können wir an den gefinkelten und verwirrenden Schutz-Maßnahmen der Bundesregierung erkennen. Wir haben uns die Symbiose zwischen Virus und FFP2 Staubmaske genauer angesehen. Unklar ist, ob es sich bei den Orten mit FFP2 Vorschrift vielleicht auch nur um besonders staubige Orte handelt. Denn wie schon auf der Maskenverpackung steht, schützt diese nicht vor Viren, im besten Fall aber vor Staub. Supermärkte scheinen besonders schmutzig oder gefährlich zu sein. Hier gilt nach wie vor FFP2-Staubmaskenpflicht. Wir sind noch unschlüssig, ob das Virus dort eher in der Obst-, Gemüse-, oder Wurstabteilung gefährlicher ist. Hierzu gibt es noch zu wenige aussagekräftige Studien, die wir Ihnen heute präsentieren könnten. Am sichersten sind Sie vermutlich in der Weinabteilung.

Da auch in der Gastronomie und Nachtgastronomie keine Staubmasken mehr getragen werden müssen, gehen wir davon aus, dass das Virus sich vor Alkohol und seiner desinfizierenden Wirkung fürchtet und sich deshalb weniger gerne dort aufhält. Drogerien, Apotheken und andere Bereiche des täglichen Bedarfs scheinen unter den Viren sehr beliebt zu sein. Hier spricht man den Staubmasken nach wie vor eine wundersame Wirksamkeit zu und beschwört alle über sechs Jahre eine Maske zu tragen. Es scheint also, als wäre das Virus erst für Menschen ab einer Höhe von einem Meter gefährlich. Sie haben also die freie Entscheidung, ob Sie zu Ihrem Schutz auf allen vieren durch den Supermarkt und die Apotheke krabbeln oder mit einem Aluhut und einer Staubmaske für Ihre und die Sicherheit anderer sorgen möchten.

Besonders aggressiv scheint das Virus auf Bildung und Intelligenz zu reagieren. Deshalb gilt in Schulgebäuden auch weiterhin die FFP2-Maskenpflicht. Sobald die Kinder am Platz sitzen und das Gesicht sich nicht weiter als einen Meter vom Boden weg befindet, sind diese vor dem Virus geschützt. Dann können Sie die Maske ohne Bedenken ablegen und ein paar Mal tief Luft holen, bevor sie sich das nächste Mal nach Sauerstoff ringend aufs WC schleppen. Möglicherweise handelt es sich bei Schulen aber auch nur um besonders staubige Orte, was der Staubmaske wieder ihre Berechtigung gäbe.

Wir werden uns weiterhin intensiv mit der Studie der tödlichsten Grippeviren der Welt befassen. Dann können wir Ihnen bis 2030 vermutlich genauer erklären, warum sich das Virus lieber dort, wo Maskenpflicht gilt, aufhält – also an behördlichen Orten, in Postämtern, in Schulen, in Taxis, Bussen und den Orten zur Religionsausübung – als in der Gastronomie, der Nachtgastronomie und dem Handel des nicht-täglichen Bedarfes, wo keine Maskenpflicht mehr gilt. Ob dies an der Staublast oder an einem tatsächlich eigenwilligen und klugen Virus liegt, können wir Ihnen zum aktuellen Zeitpunkt noch nicht mitteilen. Wir freuen uns jedenfalls, dass uns die Regierung auch nach dem großartigen Freedom Day am 5. März weiterhin in gewohnter Manier mit sinnlosen Maßnahmen und willkürlichen Regeln begeistert. So müssen wir auch weiterhin nicht selbstständig denken und können uns ganz entspannt zurücklehnen und genießen. Und wer bindet mir jetzt die Schuhbänder?

Apropos Schuhbänder... Aus dem Alter, in dem uns unsere Eltern das Binden unserer Schuhbänder beigebracht haben und wir ständig bei allem um Erlaubnis fragen mussten, sind wir längst draußen, sobald wir diesen Text lesen können... Warum also lassen wir uns nun von der Politik bevormunden und uns trotz „Freedom Day" immer noch willkürliche Maßnahmen und Masken aufzwingen? Ich trage seit Beginn der Corona-Krise keine Maske und weiß genau, was Maskenlosen in Supermärkten passiert: Gar nichts! Ein freundliches Lächeln und die entspannte Antwort auf eventuelle Fragen: „Ich bin befreit", ist völlig ausreichend und bewirkt Wunder.

16. März 2022
„Achtung Zensur" oder das Ende der Pressefreiheit

Ich warne eindringlich vor dem „betreuten Denken". Wenn wir weiterhin alles akzeptieren, was uns vorgekaut und vorgegaukelt wird, wird die eigene Meinung irgendwann zum unleistbaren Luxus.

Ihr Beitrag wurde gelöscht. Ihr Video wurde gelöscht, weil es nicht unseren Gemeinschaftsstandards entspricht. Sie wurden 6 Tage gesperrt, weil Sie gegen unsere Richtlinien verstoßen haben. Sie können 30 Tage nicht mehr kommentieren und posten, weil Ihre Meinung nicht der vorgeschriebenen entspricht. Kennen Sie das? Kommt Ihnen das bekannt vor?

Die Grund- und Menschenrechte werden seit zwei Jahren ganz massiv eingeschränkt. Und nun wird – im Zuge der von der USA und der NATO betriebenen Sanktionen gegen Russland – ein massiver Anschlag auf die Meinungs-, Informations- und Pressefreiheit verübt. Die bereits regelmäßig ausgeübte Zensur der US-Digitalkonzerne hat einen neuen Level unter der Führung der EU erreicht.

„Putin-Sender „Russia Today"
wird in Österreich verboten"
(heute.at, 10. März 2022)

Ich darf den Publizisten und Herausgeber des TKP-Blogs – Peter F. Mayer zitieren: „Der Verfassungsausschuss des österreichischen Parlaments hat grünes Licht gegeben, das audiovisuelle Mediendienste-Gesetz um eine Bestimmung zu erweitern. Wenn es EU-Sanktionen gegen Programme gibt, dann ist die Übertragung eine Verwaltungsübertretung, ebenso die Übernahme von Sendungen oder Sendungsteilen unter Sanktion gestellter ausländischer Programme. Auch Videosharing-Plattformen übertreten das Gesetz, wenn sie Inhalte unter Sanktion gestellter Programme zugänglich machen. Zudem verstößt gegen das Gesetz auch schon ein wissentlicher Beitrag, solche Sanktionsmaßnahmen gezielt zu umgehen. Sehr schwammig und sehr weitreichend.

Diese EU-Zensur-Maßnahmen sind allerdings ein massiver Verstoß gegen die, durch die Französische Revolution erkämpfte, Meinungs- und Informationsfreiheit sowie gegen die Pressefreiheit. Zuletzt wurden „Feindsender" 1940 verboten, damals war es neben den russischen Sendern vor allem die BBC. So etwas tun autoritäre, diktatorische Regimes, wenn sie selbst die Wahrheit zu fürchten haben." Ist es wirklich das, was wir wollen? Betreutes Denken und nur mehr eingeschränkte

Informationsmöglichkeiten? Wenn wir das unkommentiert zulassen...

Welches Medium verschwindet als Nächstes von der Bildfläche? Welche Ansicht und Meinung wird als nächstes verboten? Meine? Ihre?

22. März 2022
„Schäme sich, wer kann!"
Oder – warum die Pandemie
längst vorbei ist

Wo ist er denn nur? Wo ist er denn,... mein Heiligenschein... Aaaah genau, Heiligenscheine sind ausverkauft. Nach dem erfolgreichen „We Stand with Ukraine"-Konzert in Wien am 19. März müssen die Heiligenscheine erst wieder nachproduziert werden und die Speibsackerl auch. Dringend!

Mal ganz ehrlich, glaubt noch irgendjemand an die Corona-Schmäh-Maßnahmen? Nach der ausgelassenen „Licht ins Dunkel" - Gala während des Lockdowns, dem „Freedom Day" vom 05. März, der nicht mal das Haltbarkeitsdatum einer Packung Milch hatte, verarscht man die hörige Menschheit nun munter weiter mit dem Spenden-sammel-Konzert für die Ukraine in Wien. Während die 40000 feierwütigen Besucher im Mainstream als Helden gefeiert werden, konnte man im Livestream die „Corona-Schutzmaßnahmen" ausgiebig bewundern: Es gab schlicht und ergreifend keine, weder Abstand noch Masken waren zu sehen.

Das Virus scheint also von einer politischen Korrektheit abhängig zu sein. Dieses Phänomen war im vergangenen Jahr bereits mehrfach zu beobachten. Sowohl auf der „Blacklive Matters" Kundgebung als auch auf der LGBTQ Kundgebung wurden Maßnahmenverstöße großzügig toleriert. Auch medial werden solche Kundgebungen und Veranstaltungen hochgelobt und heiliggesprochen.

Keine Gnade kennt man hingegen für jene Menschen, die das ewige politische Schildbürgertheater längst durchschaut haben und für ihre Freiheit und Grundrechte auf die Straße gehen. Sie werden regelmäßig hart abgestraft, als „Gefährder" beschimpft und in den Medien als Aluhutträger, Demokratiefeinde, Verschwörungstheoretiker und Nazis denunziert.

Während die Freiheit, Integrität und Vielseitigkeit in Österreich immer großgeschrieben wurde, setzt man nun seit zwei Jahren in meinem geliebten Heimatland massiv auf Spaltung und Denunziantentum. Beschimpft wird, wer von der Politik und dem Mainstream zum Abschuss freigegeben wurde. Ausgeschlossen werden jene, die der Trend gerade vorgibt. Wer den „Gehorsamsfetzen" vorm Gesicht verweigert, seine Kinder vor diesem Wahn schützt, sich keine Gensubstanz spritzen lässt und auch russische Mitbürger nicht anspucken möchte oder vielleicht selber russische Wurzeln hat, wird gnadenlos gesteinigt und vernadert.

Während sich unser Bundespräsident lieber Gedanken dazu machen sollte, wie es um die immerwährende Neutralität Österreichs oder um die körperliche Unversehrtheit der Österreicher steht, verkriecht er sich lieber schweigend im Raucherkammerl.

Laut wird er nur, wenn er beim hochgelobten Konzert in Wien den russischen Präsidenten dazu aufruft, den Krieg zu stoppen und diesen darauf hinweist, dass die Menschen in der Ukraine jene Werte verteidigen würden, die für uns alle wichtig seien. Ob wirklich „alle" seiner Meinung sind und dieselben Werte haben, bezweifle ich an dieser Stelle ernsthaft.

Wenn man den Stolz der Ukraine auf ihr gelobtes Asow-Bataillon bedenkt – eine brutale Truppe, die sich unverblümt mit Hakenkreuzen und einigen anderen nationalsozialistischen Symbolen schmückt, frage ich mich, ob unser Herr Bundespräsident nicht alleine mit seiner Wertvorstellung dasteht.

Dasselbe frage ich mich übrigens bei jenen scheinheiligen Eltern, die ihre Kinder nicht vor dem Maßnahmenwahn beschützen. Diejenigen, die schweigend zur Kenntnis nehmen, dass man ihre Kinder Tag für Tag mit Teststäbchen und ganztägig sinnlosen Masken quält, unter denen sie fast ersticken. Jene, die ernsthafte psychische Schäden ihrer Kinder durch schädliche Abstandsregeln und das Angstregime einiger Lehrer schweigend in Kauf nehmen. Das sind nämlich dann auch oft jene Eltern, die fragwürdige Schulprojekte unterstützen, bei denen Volksschulkinder vor Geschäften um Ukraine-Spenden betteln sollen. Kauft man sich damit sein Gewissen frei? Hilft das dabei, dass man besser schlafen kann?

Eines ist jedenfalls sicher: Während die Massenpsychose noch tobt, ist die Pandemie längst vorbei. Und wer sich jetzt noch verarschen lässt, alle Maßnahmen weiterhin hörig befolgt und seine Social-Media-Profile scheinheilig mit Ukraine-Flaggen schmückt, anstatt seine eigenen Kinder zu beschützen, dem ist ohnehin nicht mehr zu helfen.

30. März 2022
Eine Ohrfeige für den Hausverstand

Was ist schöner, als .eit .u .weit um diese Jahres.eit? Man kann gemeinsam die .ebras im .oo beobachten oder man verbringt seine .eit bei einem romantischen Picknick im .arten Grün des Frühlings, um dem Partner seine .uneigung .u .eigen und liebevolle .ärtlichkeiten aus.utauschen. Sie stimmen mir vermutlich .u, dass der Frühling die .auberhafteste .eit des Jahres ist?

Fällt Ihnen etwas auf? Richtig... Ich habe das radikale „Z" ausgelassen. Denn das „Z" gilt nun als besonders verwerflich. Obwohl die Russen diesen Buchstaben nicht in ihrem Alphabet haben, gilt man als radikaler Russen-Kriegs-Unterstützer, wenn man ein „Z" allzu offen zur Schau trägt, sein Auto damit beklebt oder Plakate damit beschriftet, als Schlechtmensch, der Besuch vom Verfassungsschutzes erwarten darf, zumindest bei unseren deutschen Nachbarn...

Harry Potter sollte seine Narbe also dringend überschminken und Zorro sitzt vermutlich inzwischen ohnehin in U-Haft. Wesentlich besser ist es um das durchgestrichene „Z" bestellt, mit dem sich das ukrainische Asow-Batallion schmückt. Das ist zwar ein Nazi-Symbol, wird aber in Zeiten wie diesen gefeiert, ebenso wie gefallene nationalsozialistische Asow-Kämpfer nun als Kriegshelden gefeiert werden. Verrückte Zeiten, finden Sie nicht auch?

„Zeigen des ‚Z'-Symbols kann strafbar sein"
(tagesschau.de, 28. März 2022)

Einfache Lösungen in schwierigen Zeiten haben die Promis für sich entdeckt. Da werden Meinungsverschiedenheiten zur Verteidigung der Ehre und der Angebeteten schlicht und ergreifend mit schallenden Ohrfeigen beigelegt. Natürlich empfehlen wir diesen Lösungsansatz nicht der Allgemeinheit – auch nicht, wenn man gelegentlich wirklich dazu versucht wäre, wenn man den Fernseher oder den Radio aufdreht und lauscht, was dort propagiert wird.

Eine symbolische Ohrfeige des Karmas ging auch an den Ex-Ärztekammer-Präsidenten, der nach der Ärztekammerwahl verdienterweise sein Amt aufgeben musste. Wir wünschen ihm jedenfalls alles Gute für seinen weiteren Weg und freuen uns, wenn wir von ihm irgendwann eine echte Dissertation zu sehen bekommen. Ob sein Nachfolger karmafreundlicher arbeitet und Ärzte und Patienten endlich wieder der Politik vorzieht, wird sich noch herausstellen.

Ich habe diese Woche, gemeinsam mit wunderbaren Menschen, etwas Gutes für das Karma getan und in Linz zahlreiche „Umarmbare" mit der „Free Hugs"-Aktion glücklich gemacht. Da man mit dem Ukraine-Konzert die Pandemie für beendet erklärt hat, ist es nun höchst an der Zeit, sämtliche Maßnahmen aufzuheben, den Bürgern die Angst zu nehmen und den Menschen wieder Verbindendes und Nähe statt Spaltung und Diskriminierung näherzubringen.

Denn eines ist sicher:
Das ist gut fürs Karma.

05. April 2022
Nehammer und sein eigenwilliger Schmäh

Herr Nehammer, an Schmäh hamma. – Oder ist der Schmäh schon ausverkauft? Irgendwann wird unserem Bundeskanzler und seinen Ministern das Lachen schon noch vergehen. Ob der Cobra-Skandal oder der Unfall des betrunkenen Kogler-Fahrers, eines ist sicher: Die Tage der Regierenden sind bereits angezählt.

In einem Punkt hat Nehammer recht: Die rote Linie ist längst überschritten. Wobei... So viel zum Lachen hamma ja gerade nicht, stimmt's, Herr Bundeskanzler?

Die rote Linie ist auch nicht mehr das, was sie einmal war. Die wird zum politischen Seilspringen benutzt und missbraucht, wie es beliebt. Und anonyme Briefe sind auch etwas Lästiges. Aber was soll's... Wir leben halt in einer Zeit, in der gerne anonym angezeigt wird. Gesicht zeigen ist ja nicht immer für alle ganz förderlich – für die Karriere und den Alltag, stimmt's?

„Wirbel um betrunkene Cobra-Beamte: Nehammer sieht ‚rote Linie' überschritten"
(kurier.at, 5. April 2022)

Der nächste Wahnsinn sind die lästigen Meinungs-Umfragen. Aber wie sagt man so schön – vertraue keiner Umfrage, die du nicht selber gefälscht hast. Oder ging es dabei um die Statistiken? Die letzte „Heute"-Umfrage ist ja eine echte Katastrophe, Herr Schmähhammer, finden Sie nicht? Da hamma auch nicht besonders gut abgeschnitten. Und das, obwohl Sie sich in Ihrer Pressekonferenz so um Aufklärung im Nehammer/Cobra-Skandal bemüht haben. Ist bestimmt nicht so einfach, den Brief eines Insiders als Fake zu verkaufen, wenn die Details so treffend und genau sind, oder Herr Nehammer?

Die Frage, welche den Österreichern in der „Heute"-Umfrage gestellt wurde, zeigt jedenfalls ganz deutlich, was sich die Bevölkerung von Ihnen wünscht, Herr Bundeskanzler. „Wie stehst du zu Bundeskanzler Nehammer?", war die Frage. Heiße fünf Prozent finden Sie großartig, Herr Bundeskanzler! Ich gratuliere herzlich zu diesem Ergebnis! Neunundsechzig Prozent der Bevölkerung wünscht sich sofortige Neuwahlen und fünfzehn Prozent finden Sie furchtbar, Herr Bundeskanzler.

Wenn meine Umfragewerte so aussehen würden,

würde ich mich vermutlich auch hinter Scharen von Personenschützern verstecken. Bevor ich mir allerdings ein paar Beamte auf Staatskosten gönne, bitte ich um Ihr wertes Feedback...

Schließlich will man ja wissen, welche Serviceleistungen man sich da vom Steuerzahler bezahlen lässt... Welchen Cobra-Beamten würden Sie mir denn als Babysitter empfehlen? Ich bräuchte bitte noch einen dazu, der für mich kocht, einen, der meinen Haushalt erledigt, einen, der für mich einkaufen fährt und hin und wieder etwas bei der Reinigung für mich abholt. Ein Chauffeur wäre gut. Das spart Taxikosten, wenn's am Wochenende mal wieder länger wird. Und drei bis vier trinkfeste, optisch ansehnliche und knackige, durchtrainierte Beamte für gewisse nette Stunden, in denen ich so ungern alleine bin, wären auch schön, Sie verstehen? Die Waffen sollten die Herren aber bitte daheim lassen. Nicht, dass nach dem fünften oder sechsten Achterl noch ein Unfall passiert.

Wäre es da vielleicht gescheit, wenn ich Ihre Frau um eine passable Empfehlung bitte? Vielleicht gäbe es auch einen Katalog, aus dem ich aussuchen könnte... Man munkelt ja, dass Sie sich schon einen ganz beachtlichen Pool an stattlichen Cobra-Beamten aufgebaut haben?

Sie haben übrigens recht, Herr Nehammer! Es ist eine rote Linie überschritten worden. Nicht erst seit dieser Woche, sondern schon lange. Natürlich verstehe ich, ebenso wie viele Mitbürger, Ihre große Sorge um sich selbst und Ihre Familie! Die Lösung für Ihre Bedenken ist ganz einfach und unkompliziert! Wie wäre es mit einem politischen Rücktritt? Nur so zur Sicherheit...

12. April 2022
Vom Hirnregen und Mitglieder-Fasten der katholischen Kirche

Der Ostersonntag eignet sich perfekt, um sich ausgiebig mit neuen Glaubensrichtungen, wundersamem Hirnregen und dem wirkungsvollen „Mitglieder-Fasten" der Katholischen Kirche zu befassen. Wer hat seine (Oster)Eier bereits gefunden und wer sollte dringend danach suchen? Eine spannende Frage.

Regnet es schon? Es soll ja angeblich Hirn regnen, wenn es nach Kardinal Schönborn geht. Speziell für die Ungeimpften soll es Hirn regnen..., weil sich die vielen raunzigen Österreicher partout nicht zum Stich nötigen lassen wollen, na sowas aber auch. Stattdessen treten die Menschen reihenweise aus der Kirche aus, weil die Kirche jetzt eine neue Glaubensrichtung vertritt, nämlich die der „heiligen Coronia-Vaccina". Damit verhält es sich eh ein bisserl so, wie mit dem katholischen Glauben, Risiken, Probleme und Nebenwirkungen werden unter den Teppich gekehrt und an das Gute glaubt man fest, obwohl man es noch nie persönlich gesehen hat, oder so.

„Schönborn zu Impfgegnern: „Gott, lass Hirn regnen"" (heute.at, 10. April 2022)

Der Kardinal bekommt jedenfalls massenweise Briefe, in dem ihm die Menschen mitteilen, dass sie diese Glaubensrichtung nicht mitmachen und die Impf-Prostitution der Kirche abstoßend finden, ebenso wie die Impfstraße im Stephansdom. Eigentlich ist die Kirche eh auf einem guten Kurs…, Richtung „Aus".

Das Vertrauen der gläubigen Schäfchen sinkt und sinkt und ein Schäfchen nach dem anderen gibt seinen Austritt bekannt und entzieht der Impfkirche die Steuer. Das ist fast ein bisserl so wie beim ORF. Soviel Impfgläubigkeit halten selbst denkende Menschen einfach nicht aus…

Passend zur Osterwoche, wurde die Impfpflicht endlich zu Grabe getragen durch die ELGA. Ob es eine Auferstehung geben wird, wage ich zu bezweifeln. Laut ELGA verstößt die Umsetzung einer möglichen Impfpflicht massiv gegen die Datenschutzgrundverordnung. Nichts, was wir nicht vorher schon gewusst hätten, oder? Dank ELGA haben wir das Scheitern der Impfpflicht jetzt jedenfalls schwarz auf weiß.

Apropos Ostern... Eier hat er ja schon, unser Schmähhammer Karli, springt einfach ratzfatz in den Flieger und düst zum Putin. Frei nach dem Motto „hilft's nichts – hilft's nichts". Fotos gibt's natürlich auch keine vom Staatsbesuch, wundert mich jetzt aber nicht. Ich würde mich auch nicht freiwillig mit dem Karli fotografieren lassen. Eines scheint jedenfalls wieder einmal klar bewiesen: Der Karli bringt weder in Österreich und schon gar nicht in Russland irgend etwas zustande. Vielleicht hat ihn der Putin aber auch einfach nur nicht verstanden, bei seinem Besuch, weil er immer so durch die gefletschten Zähne nuschelt, der Karli.

Apropos Ostereier... Für alle, die auch nach zwei Jahren ihre Eier noch nicht gefunden haben: Ostern fällt für euch heuer leider aus. Allen anderen, mutigen und aufrechten Menschen dort draußen wünsche ich ein frohes Osterfest und einen braven Osterhasen!

24. April 2022
Warum wir uns die Frage: "Bist du geimpft?", schnellstmöglich abgewöhnen müssen

Diese Woche gibt es einen kleinen Denkanstoß, warum der Gesundheitsstatus wieder zur persönlichen Angelegenheit werden sollte, wir uns nicht um das Sexualverhalten unserer Nachbarn kümmern müssen und wie wir der Spaltung effektiv entgegenwirken können.

„Bist du geimpft?", ist der Satz, der eine Auszeichnung als nervigster Satz des Jahres verdient hat. Seit eineinhalb Jahren versucht man krampfhaft, den Worten „Ich bin geimpft" einen VIP-Status zu geben. Als wäre es eine besondere Leistung, der penetranten Werbemaschinerie der Bundesregierung nachzugeben, sich hinzusetzen und den Ärmel hochzukrempeln für den ersten, zweiten oder dritten goldenen Schuss, als wäre der Impfpass eine Bonuspunkte-Sammelkarte aus dem Supermarkt, nur ohne echten Bonus.

„Bist du geimpft?" Eine Frage, die wir uns dringend abgewöhnen dürfen, wenn wir wollen, dass jemals wieder echte Normalität einkehren soll. Wir haben vergessen, dass eine Impfung eine ganz persönliche Entscheidung ist. Wir haben vergessen, dass die Gesundheit des Einzelnen unantastbar ist. Auch die Eigenverantwortung scheinen wir vergessen zu haben. Die Verantwortung für uns selbst, unser Leben und unsere Gesundheit. Wir selbst entscheiden, ob wir Pfundskerle oder Fliegengewichte sind, dem Alkohol frönen oder nur Wasser trinken, Sport vermeiden oder Extremsport betreiben, die Couch hüten oder uns genug an der frischen Luft bewegen, Berge von Fleisch oder nur Gemüse essen, dem Rauchen abschwören oder uns mit Drogen zudröhnen, in Depressionen schwelgen oder alles tun, um glücklich zu sein, auf eine Genspritzen-Therapie setzen oder diese ablehnen. Wir selbst entscheiden, wie gesund wir sein wollen und können.

Und ob der Nachbar gesund lebt oder nicht, hat mit unserem eigenen Wohlbefinden nichts zu tun, überhaupt nichts. Es ist auch nicht die Pflicht unseres Nachbarn, auf unsere Gesundheit zu achten, ebenso wenig wie es unsere Pflicht ist, auf die Gesundheit des Nachbarn aufzupassen. Ob unser Nachbar beim Sex auf Verhütung setzt oder die ganze Ortschaft durchs Bett zerrt, ob er auf Stäbchen-Tango in der Teststraße steht oder nichts von der Testerei hält, ob er sich vor Menschenansammlungen fürchtet oder herzliche Umarmungen liebt, ob er sich wohler fühlt, wenn er das ganze Jahr seinen Maskenball hat oder die Maske ablegt, weil er lieber frei atmet. Es ist seine Entscheidung, so wie es Ihre Entscheidung ist, was Sie mit Ihrem Leben und Ihrer Gesundheit anfangen wollen.

Fest steht: Das wichtigste ist, dass Entscheidungen wieder wirklich frei werden, dass wir uns alle wieder wirklich frei entscheiden können, wie wir mit unserer Gesundheit umgehen wollen, ohne Zwang, ohne Druck und ohne Vorurteile aus dem Umfeld.

Ich kenne beide Seiten. Ich habe mich mit Menschen unterhalten, denen die Maßnahmen nie scharf genug waren. Ich habe mit Menschen gesprochen, die seit zwei Jahren in einer unglaublichen Todesangst feststecken und ich kenne jene, die sich noch nie an irgendwelche Maßnahmen gehalten haben und immer noch leben. Ich kenne jene, die in der Impfstraße die ersten waren und ich gehöre selbst zu den Menschen, die um jeden Impfbus einen Umweg machen.

Ich kenne die Menschen, denen es nach der vierten Impfung immer noch gut geht. Und ich habe mit jenen gesprochen, die seit ihrer ersten Impfung gesundheitlich am Ende sind und ihren Job deswegen nicht mehr ausüben können. Ich habe selbst gespürt, wie es ist, wenn man ungespritzt plötzlich völlig vom Leben ausgeschlossen und beschimpft wird. Und ich habe mit Impfgeschädigten gesprochen, die ungehört bleiben und stattdessen beleidigt und verspottet werden. Ich kenne Familien, deren Angehörige an oder mit Corona verstorben sind. Und ich kenne Familien, die ihre Angehörigen völlig unerwartet nach der Corona-Impfung beerdigen mussten. Es gibt jene, die die Zusammenhänge sofort erkennen und jene, die jegliche Zusammenhänge leugnen, um nicht daran zu zerbrechen und die Überlebenden zu schützen.

Es gibt einen wichtigen Satz, der mich bereits eine ganze Weile meines Lebens begleitet. „Zieh dir keine Schuhe an, die nicht deine sind." Wenn wir jemals wieder eine echte Normalität wollen, dürfen wir aufhören, in unserem Umfeld die Schuldigen für unser eigenes Unglück zu suchen. Wir dürfen, nein, wir MÜSSEN sogar aufhören, nach dem Impfstatus zu fragen. Wir müssen wieder lernen, die Meinungen und Entscheidungen unseres Umfeldes, unserer Partner, Freunde und Familien zu akzeptieren. Denn eines ist sicher: Es gibt ein Leben nach diesem ganzen Desaster, das uns allen seit zwei Jahren das Leben schwer macht. Es kommt der Moment, an dem wir uns wieder in die Augen schauen und miteinander reden müssen.

Auch wenn ein gänzliches Vergessen unmöglich ist, bei allem, was wir uns gegenseitig angetan oder uns haben antun lassen: Es wird Einsicht brauchen, ebenso wie Verzeihen und erst, wenn wir in die Selbstverantwortung zurück gehen, können die Wunden zu heilen beginnen.

27. April 2022
Reden ist Silber, Fragen ist Gold

Haben Sie schon zu fragen begonnen? Diese Woche spare ich mir meinen persönlichen Kommentar und stelle ein paar Fragen, die wir uns womöglich alle irgendwann stellen werden oder auch nicht, wenn wir es weiterhin bequem haben wollen..., in unserer kleinen, rosa Zuckerwattewelt.

Wann haben wir aufgehört, bei den wirklich wichtigen Dingen Fragen zu stellen? Wann hat sich der Spruch „Vertrauen ist gut, Kontrolle ist besser" zu „Vertrauen reicht völlig aus, wenn die PR stimmt" gewandelt? Wann haben wir den Contergan-Skandal vergessen? Wer weiß heute noch vom Contergan-Skandal? Wann haben wir damit aufgehört, unsere Kinder vor Pharmaexperimenten zu schützen? Hätten wir unsere Kinder auch vor fünf Jahren mit noch nie dagewesenen Wirkstoffen geimpft, die noch im Versuchsmodus laufen?

Hätten wir auch vor Corona das Risiko eines unerprobten, nur notzugelassenen Arzneimittels in Kauf genommen, worüber es noch keine aussagekräftigen Studien gibt, wenn man dafür keine Werbung gemacht hätte? Haben wir uns jemals gefragt, wo der Satz „Bei Risiken und Nebenwirkungen fragen Sie Ihren Arzt oder Apotheker" hingekommen ist? Hätten wir uns auch impfen lassen, wenn man keinen Druck auf uns gemacht hätte? Haben wir uns wirklich impfen lassen, weil wir uns vor einem Virus fürchten, oder wollten wir einfach wieder entspannt arbeiten und frei leben?

Hat die Impfung gebracht, was uns versprochen wurde? Haben wir gewusst, dass jeder von uns 48

Stunden nach einer Corona-Impfung Blutspenden gehen kann, dass weder nach dem Impfstatus gefragt wird, noch dieser notiert wird? Haben wir gewusst, dass es noch keine aussagekräftigen Studien zur Auswirkung des geimpften Blutes und der darin enthaltenen Lipide im Falle einer Blutspende gibt?

Wann haben wir vergessen, dass Schwangere zum Schutz der Ungeborenen möglichst wenige Medikamente zu sich nehmen sollen? Wo blieb der Aufschrei, als man begann, Schwangeren eine nur bedingt zugelassene Impfung zu empfehlen? Haben wir den Hinweis auf der Seite des Gesundheitsministeriums gesehen, dass die Impfung von Schwangeren als „offlabel" eingestuft wird?

Ist uns bewusst, dass Neugeborene ALLES über die Muttermilch aufnehmen, was die Mutter zu sich nimmt, auch Medikamente, Drogen und Alkohol? Ist uns bewusst, dass es noch keine aussagekräftigen Studien gibt, wie sich der Covid-Impfstoff sich auf Neugeborene auswirkt, die diesen über die Muttermilch aufnehmen?

Haben wir zugehört, als man in Wien begonnen hat, kleine Kinder gegen Corona zu impfen und uns gleichzeitig ganz offen im entsprechenden Fernsehbeitrag gesagt hat, dass diese Impfung noch nicht empfohlen wird? Ist uns bewusst, dass Kinder nur ausgesprochen selten von dieser Krankheit betroffen sind und so gut wie nie schwer daran erkranken?

„Corona-Impfung schützt Schwangere und deren Babys"
(derstandard.at, 15. Juni 2022)

Ist uns bewusst, dass wir dann als geimpft gelten, wenn der Staat das entscheidet und nicht dann, wenn wir geimpft sind? Haben wir schon gehört, dass die Krebserkrankungen gerade explosionsartig steigen? Haben wir mitbekommen, dass die Herzmuskelentzündungen unter Jugendlichen seit den Corona-Impfungen massiv gestiegen sind? Erscheint es uns nicht eigenartig, dass man den Kindern in den Schulen suggeriert, dass die gefährliche Herzmuskelentzündung ganz harmlos sei?

Haben wir mitbekommen, dass immer mehr plötzlich auftretende Todesfälle bekannt oder vertuscht werden, bei denen bewusst keine Obduktionen durchgeführt werden? Woher kommen die vielen plötzlichen Leberentzündungen bei Kindern, die mit Hepatitis nichts zu tun haben? Haben wir den realen Impfstatus der betroffenen Kinder überprüft? Haben wir überprüft, ob die Kinder tatsächlich ungeimpft sind – unabhängig von der staatlichen Definition? Haben wir geklärt, ob es sich bei den unerklärlich erkrankten Kindern um Stillkinder von geimpften Müttern handelt? Können wir ausschließen, dass es sich bei den erkrankten Kindern um Säuglinge handelt, deren Mütter sich in der Schwangerschaft haben impfen lassen? Was, wenn wir gerade etwas übersehen, weil wir aufgehört haben, die richtigen Fragen zu stellen? Was, wenn es jetzt mehr denn je unangenehme Fragen braucht? Was, wenn wir jetzt hinsehen statt wegsehen sollten?

04. Mai 2022
Wenn das Volk
der Politik nicht mehr folgt

Genug ist genug. Das Volk steht nicht mehr hinter der Bundesregierung. Gerade einmal noch 7% der Bevölkerung findet die Arbeit der Bundesregierung gut – dies wurde letztens in einer Nachrichtensendung erwähnt. Die restlichen 93% sind schwer enttäuscht. Wenn es also nach dem Volk geht: Rücktritt, meine Damen und Herrn, die Sie alle nur politische Angestellte sind. Sie sind hiermit gekündigt.

Wenn es nur so einfach wäre. Würde sich ein Mitarbeiter oder ein Unternehmer in der freien Wirtschaft leisten, was sich unsere Sklaventreiber tagtäglich leisten, wären diese nicht nur gekündigt, sondern säßen ziemlich sicher sogar hinter Gittern. Nur in der Politik ist es scheinbar möglich, dass man für die unsinnigsten Vorhaben grenzenlos das Geld der hart arbeitenden Bevölkerung aus dem Fenster wirft. Ändert ja zum Glück nichts am Einkommen der einzelnen Politfiguren.

Aber eines ist sicher, echte Freunde und Fans haben sie nicht mehr, die türkis-rot-grün-pinken Dampfplauderer. Und freundlich gegrüßt werden die Damen und Herren vermutlich auch schon lange nicht mehr beim gemütlichen Shoppingbummel in der Innenstadt – falls sie sich überhaupt noch wohlfühlen in der panikgeschundenen und missbrauchten breiten Öffentlichkeit.

Der erste Mai kann als wunderbares, aussagekräftiges Beispiel herangezogen werden. Nicht einmal mehr der Mainstream glaubt an die angeblichen 100.000 Besucher auf der peinlichen SPÖ-Veranstaltung in Wien, bei der die selbstverliebte Grinsekatze und der gut genährte Kerkermeister so schön posiert haben – passenderweise vor dem ToiToi-Klo und dem Würstelgrill.

Sogar der Name des Wiener Bürgermeisters scheint dem Mainstream inzwischen entfallen zu sein, wurde er doch in der „Heute"-Zeitung fälschlicherweise als Michael Häupl betitelt. Dass die wenigen vor Ort nur deshalb dort waren, weil sie sonst ihren roten Job verloren hätten oder um ein „Paarl" Würstel zu genießen - ausnahmsweise ohne heiligen Stich - ist natürlich reine Spekulation...

Dass das Volk eine andere Meinung vertritt als die überbezahlten Sklaventreiber, zeigte sich bei der Mega-Demo gegen Unterdrückung, Impfzwang und Willkürpolitik. Tausende Österreicher zogen mit wehenden Fahnen für die baldige Rückkehr einer echten Demokratie über den Wiener Ring, und das auch noch völlig freiwillig und Bratwürstel-unbeeinflusst.

Wer denkt, dass Demos und Kundgebungen inzwischen überflüssig seien, weil ja eh alles wieder „ganz normal" sei, muss nur einmal genauer hinsehen, was rundherum wirklich passiert. Wir befinden uns lediglich in der kurzen sommerlichen Phase des Durchatmens, bevor man im Herbst wieder versucht, die Schotten dichtzumachen und dem Volk wieder großflächig Masken und Millionen überflüssiger und nichtsnutziger – ja sogar schwerst gefährlicher – Impfdosen ohne ordentliche Zulassung aufzuzwingen.

Während die Hofschreiberlinge verzweifelt versuchen, mit Kriegsgeschrei von der geknebelten Freiheit der österreichischen Bevölkerung und der vorangetriebenen Inflation abzulenken, muss man nicht einmal weit über den Tellerrand blicken, um zu erkennen, was gerade im Argen ist.

Angstgepeinigte, maskentragende Menschen mit Waschzwängen – überall... alleine in ihren Autos, alleine an der frischen Luft, nach Sauerstoff japsend im Supermarkt, und das, obwohl seit Beginn des Maskenterrors glasklar ist, dass Staubmasken in keinster Weise vor irgendeinem Virus schützen. Die Angst sitzt tief.

Triagen in den Psychiatrien... vor allem in der Kinderpsychiatrie wird tagtäglich neu entschieden, welches Kind Hilfe bekommt und welches man ohne

Hilfe nach Hause schickt, gestiegene Suizide bei Erwachsenen, die ihre Existenz verloren haben, bei Kindern, die den Irrsinn, den man seit zwei Jahren künstlich am Leben erhält, nicht mehr ertragen haben. Der Mainstream schweigt dazu. Schließlich schickt es sich nicht, über Suizide zu berichten.

Schwerst Impfgeschädigte, wohin das Auge reicht. Alleine gelassen mit ihrem seelischen und körperlichen Leid. „Sind ja selbst schuld. Haben ja die Einverständniserklärung unterschrieben", sagen manche Impfärzte, während sie ihr neuestes Tesla-Modell streicheln, das sie sich hart erspritzt haben. Von der kommenden Klageflut und der persönlichen Haftung, wegen mangelnder Impf-Aufklärung, ahnen sie im Moment noch nichts.

Nein, die Zeit des Widerstandes und der Demos ist noch lange nicht vorbei. Erst, wenn das Impfzwanggesetz endgültig auf dem Scheiterhaufen verbrannt ist... Erst, wenn der letzte Minister seinen Sitz verlassen hat und der letzte intrigante Kanzler – fallweise zum dritten Mal – mit dem nassen Fetzen aus seinem Amt verjagt wurde... Erst dann können wir die Österreich-Fahnen und die Demo-Wanderschuhe im Wandschrank verstauen.

Bis dahin gilt es, sich mit den richtigen Menschen zu vernetzen, Energie und positive Gedanken zu tanken und gemeinsam neue gute Lösungen zu finden, zu denen diese Politik einfach nicht fähig ist.

09. Mai 2022
Impfschaden – was tun?
Ein Lösungsansatz, der
Sie wirklich weiterbringt

Was passiert, wenn's passiert? Wenn das, was uns Politik und Medien über die Impfung erzählen, schlicht und einfach gelogen ist?

Da stehen Sie nun. Sie fühlen sich alleine. Sie haben sich vorbildlich ein-, zwei- oder dreimal gegen ein Virus impfen lassen, von dem Sie ohnehin nie dachten, dass es für Sie gefährlich werden könnte. Ob Sie das getan haben, weil Sie wieder „frei" sein wollten oder um wieder ungehindert am sozialen Leben teilnehmen zu können, um Ihre Lieben im Altersheim besuchen zu dürfen oder um den Testschikanen im Job zu entgehen, spielt keine Rolle mehr.

Sie haben sich von Medien und Politik täuschen lassen. Vielleicht haben Sie lange durchgehalten und eine Zeit lang entschieden „nein" gesagt. Vielleicht wollten Sie „Verantwortungsbewusstsein" zeigen und haben sich vorbildlich impfen lassen, um als positives Beispiel für die Familie voranzugehen, oder weil Sie sicher waren, dass damit die Pandemie und der ganze Maßnahmenwahn endlich vorbei wären.

Vielleicht haben Sie sich impfen lassen, weil der Druck aus Ihrem Umkreis immer stärker wurde, oder um weiterhin problemlos Ihre Kunden betreuen zu können. Vielleicht war es auch das Reisen, das Ihnen keine Wahl gelassen hat – privat oder beruflich.

Vermutlich hatten Sie kein gutes Gefühl, als Sie sich in der Impfstraße angestellt oder im Warteraum beim Arzt Ihren „Aufklärungsbogen" ausgefüllt haben. Wahrscheinlich war auch die Aufklärung mehr schlecht als recht und eine der wenigen Fragen, die Ihnen der Impfarzt gestellt hat, war: „Rechts oder links?". „Wird schon gut gehen. Mir wird schon nichts passieren. Mein Körper packt diese Impfung", sind nur ein paar der Sätze, die ich von meinen Interviewgästen gehört habe.

Vermutlich hatten Sie einen Impfarzt, der Ihnen gesagt hat, dass diese Impfungen sicher seien, dass Sie kein oder nur wenig Risiko mit diesem Stich eingehen. Dass Ihre Bedenken unberechtigt seien, weil sich schon so viele Menschen haben impfen lassen, denen es mit der Impfung gut gehe, dass die Nebenwirkungen – falls es welche gäbe – nur minimal und vorübergehend seien.

Und dann haben Sie sich impfen lassen. Vielleicht nur einmal... wenn Sie bereits die erste Spritze nicht gut vertragen haben, oder auch zweimal, weil beim ersten Mal nichts passiert ist und erst der zweite Stich Sie aus der Bahn geworfen hat oder mehr Nebenwirkungen hatte, als befürchtet. Vielleicht haben Sie auch einen dritten Stich riskiert.

Und jetzt ist der Punkt gekommen, an dem Sie wissen oder zumindest ahnen: Sie wurden betrogen! Die Impfungen wirken nicht, wie sie sollten. Corona hatten Sie trotzdem schon ein-, zwei- oder dreimal – mehr oder weniger heftig. Ihr Körper spielt plötzlich verrückt. Sie fühlen sich nicht mehr fit und kämpfen mit den unterschiedlichsten, eigenartigen Beschwerden, die Sie vorher nie hatten. Sie sind ständig müde, antriebslos, haben plötzlich Herzprobleme, ständig Kopfweh und Schwindel. Und obwohl Sie vor Ihren Impfungen topfit waren und jeden Berg mit Leichtigkeit bestiegen haben, ist jetzt jede Kurzstrecke unfassbar anstrengend für Sie.

Könnte das alles mit Ihren Impfungen zu tun haben? In Ihrem Kopf machen sich erste Zweifel breit. Mit Ihrem Arzt haben Sie bereits gesprochen. Und weil Sie der nicht ernst nehmen will, auch bereits mit anderen Ärzten. Von allen kommt dieselbe Antwort: „Ihre Beschwerden könne man sich nicht erklären. Vielleicht hatten Sie Vorerkrankungen." Und: „Mit der Impfung hat das alles bestimmt nichts zu tun."

Im Grunde Ihres Herzens ahnen Sie bereits, dass irgendwie doch ein Zusammenhang mit den Impfungen bestehen könnte. Und dann beginnt Ihre persönliche Odyssee, von einem Arzt zum nächsten, von einem Amt zum nächsten und niemand ist bereit, Ihnen zu helfen. Vielleicht kommt noch eine Spur Scham und die Reue dazu, dass Sie sich haben impfen lassen. Möglicherweise können Sie mit Ihrem Umfeld nicht reden, weil die Menschen dort immer noch von der positiven Wirkung der Impfung überzeugt sind. Und nun stehen Sie mit Ihren Beschwerden da und wissen nicht mehr, wer Ihnen noch helfen könnte.

Sie sind nicht alleine. Inzwischen kennt fast jeder jemanden, der die Impfung nicht gut vertragen und mittelschwere bis schwere Nebenwirkungen hat. Die breite Bevölkerung, die Politik und die Medien schauen weg. Was nicht ins Verkaufskonzept passt, wird totgeschwiegen. Aber es gibt sie, die Impfgeschädigten. Es gibt bereits viele von ihnen – Tendenz steigend.

Und es ist an der Zeit, dass sich all diese Menschen zusammenfinden, sich austauschen, miteinander - weniger alleine sind, sich gegenseitig stützen und stärken, dass sie sich gemeinsam auf die Beine stellen. Es ist Zeit, aufzuzeigen, was wirklich in diesen Impfstoffen steckt, was diese Impfungen wirklich mit den Menschen machen, wie unsicher sie sind und dass man diese Impfung auf der Stelle stoppen muss, weil das Risiko einfach viel zu hoch ist und der Nutzen daneben fast verschwindet.

Ich habe inzwischen mit so vielen Betroffenen persönlich gesprochen, dass ich beschlossen habe, diese zusammenzubringen und mit ihnen gemeinsam nach Lösungen zu suchen. Wir hatten bereits ein erstes Selbsthilfegruppentreffen in Oberösterreich. Wir haben bereits Anwälte, Ärzte und Therapeuten, die uns Ihre Unterstützung angeboten haben.

Holen Sie sich die Unterstützung, die Sie brauchen

und lassen Sie sich nicht länger abwimmeln und verleugnen, denn: Je mehr Menschen jetzt gemeinsam gegen diesen Wahnsinn auftreten und sich vernetzen, umso schneller können wir diesen gemeinsam stoppen. Gemeinsam schieben wir dem Impfwahn einen Riegel vor und nehmen Impf-Ärzte und Politik in die Verantwortung, denn: Es ist höchste Zeit, dass sich die Betroffenen endlich Gehör verschaffen.

16. Mai 2022
„Jetzt kümmert es uns nicht mehr!"
Endlich ist die Pandemie vorbei

Es ist erst vorbei, wenn wir nicht mehr mitmachen. Wer sich aktuell von der trügerischen Sommerpause der Maßnahmen täuschen lässt, könnte im Herbst bitter erwachen, wenn es wieder heißt: „Mühle zu". Das einzige, was uns jetzt wirklich hilft – wo sich sogar Bundeskanzler Nehammer bereits nicht mehr um die Pandemie kümmert – ist der zivile Ungehorsam.

„So viele in so einem kleinen Raum heißt auch so viele Viren. Aber jetzt kümmert es uns nicht mehr! Schön, dass ihr da seid!" Mit diesen Worten hat Pannenkanzler Karl nun endlich beim ÖVP Parteitag die Plandemie beendet. Wurde aber auch höchste Zeit, nachdem bereits Kurz und Blümel ihrerseits klar erkannt haben, dass die Pandemie längst vorbei ist.

Nachdem unser Herr Nehammer aber auch ein echter Wunderwutzi ist, werden die Maßnahmen nun hoffentlich wirklich wie von Zauberhand verschwinden. Denn, wenn man bedenkt, dass in vielen Bereichen immer noch mit Nachdruck auf den Impfzwang gesetzt wird und die Impfpflicht wie ein Damoklesschwert über uns schwebt...

„So viele Viren.
Aber jetzt kümmert es uns nicht mehr":
ÖVP-Parteitag liefert Meme-Schlacht"
(derstandard.at, 14. Mai 2022)

Wenn man sich vor Augen führt, dass vor allem die jüngere Generation und Pflegeberufe nur Jobchancen bei durchgesetzter Zwangsimpfung haben..., dann merken wir, dass der Zirkus noch lange nicht vorbei ist. Masken, wohin das Auge schaut, im Lebensmittelhandel, in Apotheken, in Öffis, in Ämtern... findet man immer noch den Maskenzwang – sinnlos und evidenzfrei wie eh und je. Nasengebohrt wird auch noch immer fleißig.

Und nach der kurzen Sommer-Verschnaufpause kommen im Herbst 2022 – wie das Amen im Gebet – sämtliche Regeln im Hardcore-Style und die nächsten brandgefährlichen 18 Millionen Impfdosen wieder auf den Tisch. Genaugenommen liegt es jetzt an uns und nur an uns, die Worte vom Pannenkanzler zu übernehmen: „Jetzt kümmert es uns nicht mehr!" Wir müssen schlicht und ergreifend einfach aufhören zu folgen.

Denn, auch wenn wir alle Maßnahmen auf der Stelle restlos abschaffen..., an den Folgen haben wir noch lange genug zu kauen, Panikaufarbeitung inklusive. Wie gelähmt Hausverstand und gesundes Bauchgefühl inzwischen durch die ständige Propaganda und Manipulation sind, durfte ich diese Woche eindrucksvoll bei einem Einkauf im Lebensmittelhandel miterleben.

Ich war maskenlos unterwegs, wie immer, und als ich nach meinem Einkauf Richtung Ausgang spaziert bin, kam mir eine ältere Dame ohne Maske entgegen, die gerade auf dem Weg ins Geschäft war. Im ersten Moment hab ich mich gefreut und sie angelächelt, weil ich Menschen, die ihr Gesicht zeigen, einfach mag. Im nächsten Moment erstarrte die Dame und meinte nur: „Ich muss meine Maske aufsetzen, bevor ich da drinnen eines auf den Deckel bekomme!"

Ich war irgendwie schockiert, dass eine Pensionistin sich davor fürchtet, geschimpft zu werden, weil sie keine Maske trägt, vor allem in Zeiten, wo die Maske fast überall – zumindest für den Moment – Geschichte ist.

Um sie zu beruhigen, sagte ich ihr, dass sie keine Angst haben müsse, dass sie im Geschäft niemand auf ihre fehlende Gesichtsbedeckung ansprechen würde und dass ich das so genau weiß, weil ich auch nie eine Maske aufsetze. Völlig entgeistert wurde ich dann von dieser Dame getadelt. Das sei nicht richtig von mir. Sagte sie. „Vorschrift ist Vorschrift." War ihre Begründung. Völlig perplex über die eigenartige Wendung entgegnete ich ihr nur mehr: „Selber denken ist durchaus erlaubt und Ihre Staubmaske hat noch nie gegen irgendeinen Virus geholfen."

Unfassbar, was die Manipulation von Politik und Medien nun aus den ursprünglich eigenständigen Bürgern inzwischen gemacht hat. Willenlose Marionetten, die blind folgen, nur weil das irgendeine sinnlose Regel oder Vorschrift gerade anordnet.

An dieser Stelle darf ich noch ein weiteres Mal unseren Karli zitieren, weil es einfach so schön ist: „Jetzt kümmert es uns nicht mehr." Also: Maske runter, Gesicht zeigen. Denn wenn wir noch länger so schön folgen, haben wir im Herbst den gleichen Hardcore-Salat wieder, den wir im Grunde alle nicht mehr wollen.

Der echte Gamechanger in diesem Zirkus ist nicht, wie uns so gerne erzählt wird, die Impfung, sondern schlicht und einfach der Satz „ich mache da nicht mehr mit."

Dass unser Pannenkanzler Karl nicht nur ein echter Wunderknabe ist, der mit einem einzigen Parteitag die Pandemie beendet, zeigt sich auch deutlich in seinem wundersamen Wahlergebnis, mit dem sein

Amt als Parteichef in Graz bestätigt wurde. Wie die Mainstreammedien, „gut recherchiert" und ehrlich wie immer, berichten, scheinen die 515 anwesenden Delegierten den Kanzler mit 524 Stimmen bestätigt zu haben. Bei diesem schier unglaublichen Wahlergebnis bleibt eigentlich nur noch eine Frage offen: Wundersame Stimmenvermehrung oder doch eher Zustände wie in Nordkorea? Die Antwort auf diese Frage darf sich jeder selber geben.

25. Mai 2022

Kollektiver Missbrauch
und die Mehrheit schweigt

Höchste Zeit, aus dem kollektiven Missbrauch auszusteigen, zurück in die Eigenverantwortung und einen Schritt aufeinander zuzugehen, nur so können wir die Spaltung beenden und zu einer echten Normalität zurück kehren.

Kollektiver Missbrauch, das ist es, was seit zwei Jahren mit uns passiert und das ist es auch, was wir jetzt erkennen und stoppen müssen. Ich habe vor kurzem eine Selbsthilfegruppe für Covid-Impfgeschädigte gegründet. Nicht, weil ich selbst betroffen bin – ich bin und bleibe ungeimpft – sondern schlicht und ergreifend, weil sich immer mehr Betroffene hilfesuchend an mich gewandt und mir ihre

Geschichte in Interviews erzählt haben.

Mir war schon zu Beginn der Impfkampagnen klar, dass die Menschen, die sich von Politik und Medien in die Nadel treiben haben lassen, irgendwann aufgefangen und wieder ins Boot geholt werden müssen. Mir war von Anfang an klar, dass dieser Stich mehr schadet als nützt.

Ebenso schmerzlich wurde mir schon bald bewusst, wie viele Menschen das nicht so klar erkennen konnten und dem Impfzwang nachgegeben haben – beeinflusst durch massiven Druck aus der Politik und die ständige Medienmanipulation.

Völlig klar war und ist für mich auch die Tatsache, dass der Staat die Impfschäden mit aller Kraft unter den Teppich kehrt und nie und nimmer zugeben wird, dass diese Impfung das größte, globale Verbrechen an der Menschheit ist, das wir bis dato jemals erlebt haben.

Denn, würde die Politik zugeben, wie schädlich der Gen-Stich wirklich ist und dass diese Tatsache schon lange offensichtlich auf dem Tisch liegt, könnten die Herrschaften ihre illustren Gespräche vermutlich in absehbarer Zeit hinter schwedischen Gardinen fortführen.

Eine Aussage, die ich leider immer wieder unter meinen publizierten Interviews mit Impfgeschädigten lese, ist der Satz: „Selbst schuld, der hat sich ja freiwillig impfen lassen." Oder: „Geschieht ihnen ganz recht. Erst beschimpfen sie die Ungeimpften, lassen sich selber impfen und dann kommt das große Jammern."

Natürlich entscheidet jeder für sich, welche medizinischen Behandlungen er über seinen Körper ergehen lässt. Selbstverständlich trägt jeder die gesundheitlichen Konsequenzen selbst für seine getroffenen Entscheidungen. ABER: Niemand von uns hat das Recht, einen anderen dafür zu verurteilen. Wir kennen weder die Beweggründe noch die Lebensgeschichte der Betroffenen. Und offen gesagt: Eben so wenig wie es in Ordnung ist, Ungeimpfte für das Unheil der Welt verantwortlich zu machen, können wir die Impfgeschädigten verantwortlich für die Hetze auf die Ungeimpften machen.

Eines weiß ich ganz sicher: Die mutigen Damen und Herren, die mit mir über ihre Impfschäden sprechen, waren bestimmt nie in einer Pressekonferenz und keiner von ihnen hat irgendwann auch nur ansatzweise gegen die Ungeimpften gehetzt. Darum bitte ich Sie, liebe LeserInnen: Lassen wir alle wieder Menschlichkeit walten und gehen wir einen Schritt aufeinander zu. Denn eines haben wir alle gemeinsam: Wir wurden von den Obrigkeiten missbraucht und es ist – wie immer in Missbrauchsfällen – verdammt schwer, sich das einzugestehen.

Die langjährige Psychotherapeutin Anja Straßner hat in einigen prägnanten Punkten zusammengefasst, wie ich eine Missbrauchsbeziehung erkenne:

1. Du darfst deine Freunde und deine Familie nicht mehr treffen.

2. Du darfst nicht mehr ohne Erlaubnis rausgehen

3. Jemand schreibt dir vor, wie du gekleidet sein sollst.

4. Spaltung – Personen werden gegeneinander aufgehetzt.

5. Du darfst nicht mehr arbeiten. Deine Finanzen werden kontrolliert.

6. Was du anschaust, was du liest und was du sagen darfst, wird bestimmt.

7. Was du tust, dein Telefon und deine Kontakte werden überwacht und aufgezeichnet.

8. Es gibt viele Regeln, die sich ständig ändern. Du wirst bestraft, wenn du die Regeln brichst.

9. Alles ist nur zu deinem Besten und jemand weiß das viel besser als du.

10. Du darfst die Regeln nicht infrage stellen.

11. Du wirst als verrückt erklärt. Es gibt angeblich niemanden, der deine Meinung teilt.

12. Du bekommst Schimpfnamen. Du wirst für dumm oder egoistisch erklärt.

13. Deine Wahrnehmung wird geleugnet, Ergebnisse verdreht und Selbstzweifel geschürt.

14. Deine Meinung zählt nicht und wird laufend übergangen.

15. Die Verantwortung wird verschoben. Du bist immer schuld.

Die Parallelen dieser fünfzehn Punkte zum Fahrkurs unserer Politik in den letzten zwei Jahren darf jeder für sich erkennen. Vielleicht fällt es uns mit dieser Erkenntnis leichter, einen Schritt aufeinander zuzugehen, die Spaltung zu beenden und jene ins Boot zu holen, die nicht stark genug waren, sich alleine gegen den staatlichen Missbrauch zu wehren. Denn eines ist sicher: Es gibt nur diese eine Gesellschaft, in der wir alle gemeinsam leben.

01. Juni 2022

Alles aussteigen bitte! Wer jetzt nochmitmacht, ist selbst schuld

Diese Woche habe ich mich ausgiebig mit der Frage beschäftigt, warum es auf Dauer nicht gesund ist, sich dem persönlichen Vorteil zuliebe aktiv am Regierungskurs zu beteiligen. Denn eines ist sicher: Was am Ende davon übrig bleibt, ist eine schwerwiegende Schuld.

Wie lange wollen wir uns eigentlich noch verarschen und diktieren lassen? Die meisten von uns wissen längst, dass die Maßnahmen, der Abstand, die Masken und die Genspritzen überhaupt nichts nutzen und im Gegenzug dazu sogar massiv schaden können. Nur ein paar wenige Über-Hörige, die in diesem Leben vermutlich überhaupt nicht mehr richtig munter werden, tragen noch stolz ihre Masken im Supermarkt zur Schau. Sie wirken, neben den vielen freundlichen maskenlosen Gesichtern, als kämen sie von einem anderen Stern, dem Stern des Grauens, der uns im Herbst wieder erwartet, wenn die Politik dafür sorgt, dass sich die gute Sommerstimmung und die Maskenpause wieder in Rauch auflösen.

Seit über zwei Jahren fühle ich mich, als wäre ich auf einem falschen Planeten. Hätte mir vorher jemand gesagt, wie einfach sich die Österreicher eine Gesundheitsdiktatur aufzwingen lassen, hätte ich das niemals geglaubt. Hätte mir vorher jemand gesagt, wie viele diese Diktatur leidenschaftlich und völlig gewissenlos unterstützen, aus Blindheit oder für den persönlichen Vorteil, wäre ich schockiert gewesen. Inzwischen schockiert mich überhaupt nichts mehr, weder die hörigen Maskenträger, noch jene, die sich bereits den vierten oder fünften Stich mit Begeisterung abholen, noch die, die sich am Verkauf von Tests, Masken und Impfungen bereichern.

Inzwischen steige ich auf keine sinnlosen Diskussionen mehr ein, schaue mir möglichst wenig Videos und Artikel an, die nicht gut für meine Seelenbalance sind und mache einfach das, was ich am besten kann: Abwarten und Tee trinken, Menschen vernetzen und mich ganz entspannt auf den Herbst vorbereiten. Verhindern können wir den Lauf der Dinge ohnehin nicht. Wir können uns einzig und alleine mental dafür rüsten und die richtigen Menschen um uns versammeln, die mit uns durch jeden Sturm gehen.

Wer sehen will, wohin uns diese Reise führt, hätte bereits im März 2020 nur genauer hinsehen müssen, um die Richtung zu erkennen. Wer jetzt immer noch nicht sehen will, wie weit wir schon gegangen sind – viel zu weit – der wird es vermutlich in diesem Leben überhaupt nicht mehr erkennen.

Eines ist sicher: Irgendwann kommt der ganze Wahnsinn auf den Tisch, weil das Gute und die Wahrheit bereits jetzt deutlich überwiegen. An dieser Stelle richte ich einen eindringlichen Appell an all jene, die sich gerade noch zu sicher im Schlamm der Diktatur suhlen: Wer jetzt nicht aussteigt, für den ist der Zug abgefahren. Jetzt ist es an der Zeit, die Corona-Spritze niederzulegen und aufzuhören, andere zu impfen. Jetzt ist es an der Zeit, für seine Mitarbeiter wirklich da zu sein und sie nicht mehr – auch nicht im Herbst – mit Masken, Tests und Impfungen zu quälen. Jetzt ist es an der Zeit, für seine Schüler da zu sein und sie auch nach den Ferien vor den schädlichen Maßnahmen zu schützen. Jetzt ist die Zeit, wo wir für unsere Kinder da sein müssen und sie vor diesem ganzen Wahn mit unserer ganzen Kraft schützen müssen.

Denunzierungen, Vernaderungen, Nötigung, das Quälen von Mitmenschen..., all diese Dinge fordern ihren Ausgleich... Auch wenn die Mühlen der Zeit langsam mahlen – wer jetzt nicht aus diesem Zug aussteigt, wird irgendwann böse erwachen.

Die Entscheidung, was wir tun, liegt immer bei uns selbst. Es liegt an uns, uns umfassend zu informieren und uns eine – von den bezahlten Systemmedien unabhängige – eigene Meinung zu bilden. Wenn wir alle endgültig die Masken fallen lassen und unsere Menschlichkeit wiederfinden, wer will uns dann den Wahnsinn im Herbst erneut vorschreiben?

Wann steigen Sie aus?

09. Juni 2022
Holzkreuze, fliegende Zecken und der plötzliche Erwachsenentod

Während die Systemmedien und die Politik ein Schauermärchen, nach dem anderen aus dem Ärmel schütteln, können wir wachen Geister einfach nur noch den Kopf schütteln. Dass es in den vergangenen zwei Jahren auffallend viele plötzlich Verstorbene gibt, ist unübersehbar. Die offiziellen Erklärungen hierfür sind haarsträubend.

Plötzlich wird über fliegende Zecken diskutiert, die möglicherweise Herzentzündungen beim Menschen auslösen können. Man berichtet über den „plötzlichen Erwachsenentod", der angeblich völlig neu und unerklärlich ist. Offensichtliches wird verdreht und es wird gelogen, dass sich die Balken biegen. Und doch lässt es sich nicht unter den Teppich kehren, dass die „plötzlichen und unerwarteten" Todesfälle und sämtliche unerklärliche Krankheitsbilder täglich mehr werden.

Was könnte wirklich dahinter stecken? Es war noch nie meine Art, das zu glauben, was Systemmedien und Pressekonferenzen vorgeben, weil es wichtig ist, sich ein eigenes Bild zu machen. Am besten, Sie glauben nichts, was Sie hören und lesen – auch mir nicht. Ich fordere Sie auf, das zu tun, was ich seit zwei Jahren intensiv betreibe, forschen und fragen

Sie nach! Fragen Sie Betroffene und Hinterbliebene, fragen Sie kritische Ärzte und Therapeuten und betreiben Sie intensive Feldforschung!

Vielleicht schockiert es Sie am Ende ebenso wie mich, dass wir uns in der Minderheit befinden, wir, die Forscher und Fragenden. Zwei Jahre Wahnsinn und die breite Masse nickt immer noch schweigend, weil man sein Weltbild verkrampft festhält und nicht nachfragen will, nur um es nicht zu zerstören. Deshalb benickt man lieber jede noch so dümmlich anmutende Erklärung der Obrigkeiten und Möchtegern-Experten. Eines ist klar: Wenn Sie sich auch nur ein kleines Stück aus Ihrer Komfortzone hinauslehnen, werden Sie nicht mehr aufhören zu fragen, nachzuforschen und suchen.

Während man den Flop-Impfstoff Novavax inzwischen offiziell abgeschrieben hat und hierbei ganz offen über das Risiko einer Herzmuskelentzündung spricht, treibt man beim restlichen Kamikaze-Impfexperiment die Werbemaschinerie munter weiter, Reflexion? Fehlanzeige!

Das Tragische am Nachfragen ist die Tatsache, dass man Antworten bekommt. Bei mir im Studio sind in den letzten Wochen mehr und mehr Menschen gelandet, die massive gesundheitliche Schäden durch die Impfung erlitten haben, Menschen, die sich von ihren Ärzten zum Stich überreden haben lassen und nun wie heiße Kartoffeln fallen gelassen werden. Das sind oft auch jene Ärzte, die sich nun wehren, Impfschäden offiziell zu melden. „Das könne nicht an der Impfung liegen", will man den Betroffenen weismachen. „Sie seien selbst schuld", erklärt man ihnen. Immer mehr Menschen fühlen sich inzwischen verarscht, im Stich gelassen und betrogen.

Vor einigen Wochen habe ich dann eine Impfschadens-Selbsthilfegruppe gegründet, schwer verwundert, dass ich bis dato keine ähnliche Gruppe gefunden hatte. Und in dieser Gruppe zeigt sich deutlich: Schwere Nebenwirkungen, Gesundheitsschäden und Vergiftungserscheinungen sind keine Seltenheit sondern die Regel. Sportler, Kinder, Pädagogen, Gesundheitspersonal, sämtliche Bürger quer durch alle Schichten sind betroffen. Und doch wird das Offensichtliche geleugnet und weiterhin krampfhaft unter den Teppich gekehrt.

Ich kenne inzwischen sogar Ärzte, die erfolgreich Corona, Long Covid und Impfgeschädigte behandeln und unterstützen. Und als wäre die Gegenwart nicht absurd genug, werden nun auch noch genau diese Ärzte von der Ärztekammer verfolgt und abgestraft, als wolle man um jeden Preis verhindern, dass den Menschen geholfen wird. Persönlich Betroffene stempelt man als Geisteskranke ab.

Auch die Sozialversicherungen wissen längst, wie der Hase wirklich läuft. Wer dort auspackt, die Versicherten über mögliche Impfnebenwirkungen aufklärt oder hinterfragt, warum gerade mehr Rollstühle zurückgegeben werden als sonst, wird fristlos entlassen und ruhiggestellt. Warum ich das weiß? Weil es zum Glück doch den einen oder die andere Mutige gibt, die auspacken und die Fakten auf den Tisch bringen.

Forschen kann übrigens ganz leicht sein. Aktuell forsche ich nach, warum es – für mein Empfinden – viel zu viele Holzkreuze auf den Friedhöfen gibt. Ich sehe mir an, wer 2020, 2021 und 2022 verstorben ist und frage anschließend bei den Bürgermeistern und Bestattern nach, ob ihnen etwas auffällt, mehr, weniger oder gleich viele Verstorbene? Ich halte Sie über mein Ergebnis auf dem Laufenden, wenn meine Forschungen abgeschlossen sind.

Und wann fangen Sie an zu forschen und zu fragen?

17. Juni 2022
Winterreifen statt Maske
– der neue Trend

Diese Woche habe ich mich mit einer neuen Mode beschäftigt. Ich trage ab sofort Winterreifen..., weil ich Sie und mich schütze. Wie sagte die Gecko-Chefin so schön? Ich zitiere: „Wenn wir wissen, dass das Wetter zuzieht, dann legen wir uns die anderen Reifen aufs Auto. Ähnlich wird's uns bei der Maskenpflicht gehen. Es gibt ein paar so markige Zeitpunkte. Man wird sich für einen entscheiden. Einer der Zeitpunkte ist das Ende der Ferien, der Beginn der Schulzeit, wo alle wieder auch da sind sozusagen, und sich so mehr in den geschlossenen Räumen aufhalten." Zitat Ende.

„Heftig: GECKO-Chefin vergleicht Corona-Masken für Kinder mit Winterreifen"
(exxpress.at, 12. Juni 2022)

Nach einem kurzen Durchschnauf-Sommer will man also – wie jedes Jahr – die sinnlose und schädliche Maskenpflicht den Bürgern und den armen Kindern wieder fix auf's Aug drücken, als wären wir alle mit einem Auto vergleichbar und zu Gegenständen abgestempelt. Auch bei den deutschen Nachbarn setzt man die Winterreifenpflicht mit der Maskenpflicht gleich. Braunzahn Klabauterbach, dessen Schönheit die Maske ja bekanntermaßen zuträglich ist, träumt bereits jetzt von einer O-O Regel und wünscht sich eine dauerhafte Gesichtswindelpflicht von Oktober bis Ostern. Mündige Bürger? Fehlanzeige!

Also, ich für meinen Teil trage ja lieber Winterreifen statt Maske, weil Winterreifen Sinn machen und Masken – wissenschaftlich nachgewiesen – mehr schädlich als sinnvoll sind. Ich gehöre quasi zum Team „Reifenwechsel", während viele meiner lieben hörigen Mitbürger sich nach dem Sommer wieder unreflektiert zum Team „Gehorsamsfetzen" bekennen.

Es braucht überhaupt viel mehr Wechsel und Veränderung in Zeiten wie diesen. Und nein, ich meine nicht die Wahl zwischen Pest und Cholera – den aberwitzigen Wechsel zwischen den unterschiedlichen lebensbedrohenden „Skandalimpfstoffen" Astra, Pfizer und wie sie sonst noch alle heißen. Ich meine jenen Wechsel, den die ÖVP so schön vormacht. Ein überbezahlter Statist nach dem anderen räumt brav das Feld. Von mir aus müssten da keine neuen Sommerreifen – Pardon – Politdarsteller nachkommen. Wir könnten sie einfach einen nach dem anderen heimschicken. Oder noch besser: Sie im Falle des Falles gleich auf der Anklagebank platzieren, direkt neben den Impfärzten, deren einzige Impf-Aufklärung aus der Frage „Rechts oder Links" besteht.

Momentan erscheint mir das ganze Spektakel ohnehin nur mehr wie das allseits bekannte Spiel „Schwarzer Peter". Jeder weiß, dass sämtliche Maßnahmen sinnlos und die Impfschäden vielfach vorhergesagte unfassbare Ausmaße annehmen. Jeder weiß, dass der Politfahrkurs der vergangenen fast zweieinhalb Jahre die Wirtschaft sehenden Auges an die Wand gefahren hat. Und jeder der zwielichtigen Hauptdarsteller, die die Panik in der Bevölkerung tagtäglich künstlich in die Höhe treiben, weiß: Den letzten beißen die Hunde und der letzte wird den schwarzen Peter in der Hand haben.

Darum wird aktuell noch hoch gepokert, gelogen und betrogen, was das Zeug hält, so viele Euronen wie möglich aus den Bürgern gepresst und auf die Seite geschafft, bevor das Illusionskartenhaus in sich zusammenfällt und das Covid-Schiff endgültig untergeht. Die Spannung in der Luft ist spürbar. Wie die drückende Hitze vor einem Sommergewitter, kurz bevor der erste Donnerknall das Grillenzirpen verstummen lässt.

Und auch wenn viele den Anfang vom Ende immer noch nicht mitbekommen haben und sich lieber vom trügerischen Maßnahmenstandby täuschen lassen: Spätestens Ende August habt ihr wieder die Wahl zwischen Maske und Winterreifen. Wenn ich mir beim Einkaufen ansehe, dass 99,9 % der Bürger ohnehin von der Wirkung der Masken nicht überzeugt sind und diese im Moment erleichtert abgelegt haben, betrübt es mich umso mehr, dass genau diese Bürger die Maske nach dem Sommer wieder hörig überstülpen werden.

Vor uns liegt also Wahn-Saison Nummer drei. Und wer, wenn nicht wir, kann diesen Wahnsinn beenden? Die Politik, die dauerhaft mit der „Reise nach Jerusalem" beschäftigt ist und einfach nur ihre Horror-Darsteller austauscht, wohl kaum...

22. Juni 2022
Du hast mitgemacht!

Ein Journalistenkollege hat mich vor ein paar Tagen bei einem Telefonat gefragt: „Warum beschäftigst du dich eigentlich immer noch so intensiv mit dem Corona-Thema? Spätestens in einem halben Jahr spricht niemand mehr davon und alles ist vergessen!"

Nachdem mir kurzfristig die Worte gefehlt haben, wollte ich dann von ihm wissen, ob er da wirklich sicher ist, dass in einem halben Jahr alles vergessen ist. Und ob er es mit seinem Gewissen vereinbaren könne, wenn man die Menschen vergessen lässt, was alles in den vergangenen zweieinhalb Jahren passiert ist, all die Übergriffigkeiten von Politik und Medien, das Denunziantentum, das eine Hochzeit erlebt hat, wie selten zuvor, die zahlreichen prominenten Gesichter, die massive Hetze gegen Ungeimpfte betrieben und gefordert haben, dass man diese Gruppe gänzlich aus dem gesellschaftlichen Leben tilgen möge.

Die Unternehmer, die gesunde Menschen ausgegrenzt und diese wie Aussätzige behandelt haben. Die Arbeitgeber, die gesunde Mitarbeiter einfach gekündigt haben, nur weil sie die propagierte Spritze nicht wollten. Veranstalter, die eine ganze Gruppe von Menschen ausgegrenzt haben, Gastronomen, die sich die unfassbare Dreistigkeit erlaubt haben, ihre Gäste nach den intimsten und persönlichsten Gesundheitsdaten zu fragen.

Jene, die gesunde Gäste aus ihren Lokalen verjagt haben, nur weil diese eigenverantwortlich und sorgsam mit ihren streng vertraulichen Daten umgehen. Lehrer, die Spaß daran hatten, Kinder mit Masken zu quälen, bis diese vom Stuhl gekippt sind. Direktoren, die zugelassen haben, dass die Kinder in den Schulen gegen ihren Willen zu eigenmächtigen Heilbehandlungen – den Coronatests – gezwungen wurden, oder diese vom Unterricht suspendiert haben, wenn sie sich nicht dazu zwingen lassen wollten.

Ärzte, die ihre Patienten zur Genspritze überredet haben und ihnen dabei die möglichen, gefährlichen Nebenwirkungen verschwiegen haben. Die Ärztekammer und die Apothekerkammer, die ihre

Mitglieder schikanieren, mit Disziplinarverfahren quälen oder ihnen die Approbationen entziehen, wenn diese ihren Job ernst nehmen und ihre Patienten und Kunden nicht zur Genspritze überreden. Ärzte, die jetzt verfolgt werden, weil sie Impfschäden ordnungsgemäß melden und behandeln. Menschen, die mit schweren Folgen nach den Impfungen alleine gelassen werden oder jene, die plötzlich und unerwartet versterben.

Wollen und sollen wir wirklich all diese Wahnsinnigkeiten vergessen?

Nein! Wir dürfen all das nie wieder vergessen, weil all das nie wieder passieren darf und all diese Dinge dringend eine ordentliche Aufarbeitung brauchen. Auf Twitter trendet gerade der Hashtag #duhastmitgemacht. Damit werden all diese unfassbaren Situationen und Missstände dauerhaft sichtbar gemacht, weil Ausreden nicht mehr gelten und jetzt die Zeit kommt, wo jeder in seine Eigenverantwortung gehen darf.

Jeder wird jetzt seine Verantwortung dafür übernehmen müssen, was er oder sie in den letzten zweieinhalb Jahren getan hat. Auch jene, die weggesehen und geschwiegen haben, haben ebenfalls mitgemacht. Jetzt ist es an der Zeit, damit aufzuhören, mitzumachen und aufzuhören wegzusehen, damit aufzuhören, die kommenden sinnlosen und evidenzfreien Maßnahmen wieder mitzutragen - aufzuhören blind zu folgen.

Wer jetzt noch folgt – aus welchen Gründen auch immer – hat mitgemacht und trägt Mitschuld. Bevor Sie also im Herbst wieder blind dem Mainstream, der Politik, den unsinnigen G-Regeln, einer Maskenpflicht oder einer Genspritze folgen, denken Sie daran: Sie haben mitgemacht.

30. Juni 2022
Zu alt zum Leben?

Die Zahl der alten Menschen, die in zeitlicher Nähe zur sogenannten Corona-"Impfung" sterben oder plötzlich dement werden und jegliche Eigenständigkeit verlieren, steigt mit jedem Stich. Warum wir jetzt hinsehen, statt wegsehen sollten und im Herbst vor allem auf unsere Kinder vor dem gefährlichen Stich schützen sollten – damit habe ich mich diese Woche ausgiebig beschäftigt.

Während vor zweieinhalb Jahren noch kräftig die Angsttrommel mit Drohungen wie: „Wenn du deine Oma und deinen Opa besuchst, müssen diese sterben!" gerührt wurde, fragt aktuell kein Mensch mehr nach, warum gerade wirklich so viele Alte sterben.

Seit einigen Monaten beobachte ich ein spannendes Phänomen, das auch viele Mitarbeiter aus sämtlichen Gesundheitsbereichen so bestätigen: Die Alten sterben. Alte Menschen sind immer schon gestorben? Sie haben recht. Eines sollte uns trotzdem auffallen: Seit den Boosterimpfungen sterben nicht nur ein paar, sondern richtig viele Menschen. Und sie sterben nicht nur, unsere Pensionisten, sie verfallen regelrecht, reihenweise, Demenzerkrankungen steigen, offene Wunden heilen nicht mehr, Herzinfarkte, Schlaganfälle und Turbokrebs nehmen rasant zu. Ältere Menschen, die vor ihren Corona-Impfungen noch agil, aktiv und eigenständig waren, werden plötzlich zu Pflegefällen. Sie werden vergesslich, erkennen ihre eigenen Verwandten nicht mehr und verlieren jegliche Lebenskraft und Vitalität. Von heute auf morgen warten gerade noch aktive alte Menschen plötzlich nur auf den erlösenden Tod.

Ich habe mit der Tochter eines Pensionisten gesprochen, der vor seinem Stich noch gesund und munter tagtäglich auf dem Fahrrad herumgefahren ist. Dann, vier Tage nach dem dritten Stich: Schlaganfall.

Eine Bekannte hat mir von ihrer rüstigen Oma erzählt, die vor wenigen Wochen noch regelmäßig aktiv die ganze Familie bekocht hat. Wenige Wochen später: Pflegefall. Menschen, die gerade noch im Pflegeheim motiviert mit ihrem Rollator herumgedüst sind, werden plötzlich bettlägerig und wissen nicht mehr, wer sie sind. Das glauben Sie mir nicht? Dann machen Sie es wie ich: Fragen Sie nach! Auf internen Stationen zum Beispiel, oder in Pflegeheimen, ich habe in den vergangenen zwei Jahren mit sehr vielen Menschen gesprochen, Altenpflegern, Mitarbeitern der Sozialversicherung, diplomierten Krankenschwestern, betroffenen Angehörigen. Die Tendenz ist klar: Wir verlieren gerade still und heimlich viele unserer Alten, die wir eigentlich schützen wollten, an einen experimentellen Stich. Und nur die wenigsten von uns hören die Alarmglocken läuten.

„Wir haben eh viel zu viele alte Menschen", habe ich letztens als Antwort bekommen, als ich einer Bekannten von meinen Beobachtungen berichtet habe. „Die sind schon alt und sterben sowieso und unser Pensionssystem ist eh überlastet", hat sie argumentiert. Diese Aussagen haben mich schwer schockiert. Es gibt zu viele Alte und deswegen darf es uns egal sein, wenn viele von ihnen in zeitlicher Nähe einer Spritze sterben?

Mehr noch..., wir versuchen sogar, diese Tatsache zu rechtfertigen. Was berechtigt uns zu solchen Aussagen und zu dieser Ignoranz? Warum werden all diese Missstände nicht endlich öffentlich auf den Tisch gebracht und aktive Ursachenforschung betrieben? Warum werden noch viel zu wenige Autopsien durchgeführt? Wo bleiben die aussagekräftigen Statistiken? Wie können wir es verantworten, ein Medikament, das bereits unendlich viele irreparable Schäden angerichtet hat und gerade unsere Sterbestatistik enorm in die Höhe treibt, weiterhin am Markt zu lassen?

Mehr noch: Wie können wir zulassen, dass diese experimentelle Spritze aktiv beworben und obendrein bereits kleinen Kindern und Schwangeren verabreicht wird? Wenn wir schon unsere Alten nicht aktiv schützen, weil sie angeblich ohnehin zu alt zum Leben sind: Warum schützen wir unsere Kinder nicht vor diesem Genexperiment, das längst richtig schiefgelaufen ist?

Wie können wir es mit unserem Gewissen vereinbaren und tatenlos zusehen, wie Bildungsdirektion, Schuldirektoren und Schulärzte unseren Nachwuchs zu dieser Spritze überreden wollen? Sind wir von allen guten Geistern verlassen? Haben wir Contergan vergessen oder in Geschichte nicht gut genug aufgepasst?

Wie lange wollen wir noch zusehen?

Wie lange wollen wir noch wegsehen?

Wann ist Ihre Schmerzgrenze erreicht?

10. Juli 2022
Die Umwelt ist tot
– lang lebe das Klima!

Wie schon das kleine Schulschwänzer-Thunfischerl
seinerzeit geschimpft hat: „How dare you?" – Wie
könnt ihr nur...? Während man den Österreichern
unter dem Klimadeckmantel das Leben von Tag zu
Tag schwerer und unlebbarer macht, scheint echter
Umweltschutz keine Rolle mehr zu spielen.

Während die Menschen in vielen Ländern der Welt
längst gegen die Wucher-Lebenserhaltungskosten
und den politischen „Tango Korrupti" auf die Straße
gehen, schweigen sich die Österreicher immer noch
in gewohnter Manier aus und üben sich im stillen
Leiden und Ertragen. Was muss noch passieren,
dass die schweigsame Masse auf die Straße geht?

Für immer mehr Menschen wird's langsam richtig
eng. Sie können sich das Leben nicht mehr leisten.
Die Energiekosten, Treibstoffpreise und Gaspreise
treibt man künstlich endlos in die Höhe. Lebensmittel und Produkte, die Herr und Frau Österreicher
zum Leben brauchen, werden unbezahlbar.

Während sich die Energieanbieter freudig die Hände
reiben und satte Gewinne verzeichnen, die man den
Bürgern hinterlistig aus den Geldbörsen entwendet
hat, verzeichnen auch die Schuldnerberatungsstel-

len regen Zuwachs. Während man die Bürger mit fragwürdigen Wucherpreisen erschlägt und den verteufelten Dieselfahrern fleißig droht, scheint Umweltschutz sonst gerade eher kein Thema zu sein.

Wie sonst sollte man sich die fragwürdigen Energiespartipps von Klimaministerin Gewessler und Konsorten erklären? Weg mit dem Gas, her mit den Ölkraftwerken, Unternehmen sollen auf Erdöl umrüsten, so lauten die neuesten Schildbürgerstreiche. Da frage ich mich glatt, ob unsere Klimalady sich schon mal damit befasst hat, woraus Diesel hergestellt wird... Hier wird nämlich eine Knappheit vorgetäuscht, um den Autofahrern noch mehr Steuern aus dem Börserl zu ziehen und eine „freiwillige Reduktion der Höchstgeschwindigkeit auf der Autobahn" gefordert, noch langsamer als 100km/h oder 130km/h, euer Ernst???

Richtig froh bin ich ja, dass wir es geschafft haben, die Plastiksackerl aus den Supermärkten gegen instabile Papiersackerl auszutauschen und die Plastikstrohhalme vom Markt zu verbannen. Der Cocktail schmeckt ja auch gleich viel leckerer, wenn einem der Kartonstrohhalm im Mund pappt, Sarkasmus aus. Könnte aber natürlich auch sein, dass den Chinesen das Plastik ausgegangen ist und sie die übrigen Ressourcen dringend für die Produktion unsteriler FFP2-Masken und Plastikhandschuhe brauchen, oder dass das Plastik für die Milliarden aussagelosen, bereits vorbereiteten Massentests für den Herbst gebraucht wird?

Hier werden wieder Tonnen über Tonnen Müll vorbereitet, der täglich in Schulklassen und anderen Einrichtungen hirn- und sinnbefreit produziert wird, um danach irgendwo auf den Gehsteigen und in vielen Ländern letztendlich auch im Meer zu landen.

Die Süddeutsche Zeitung hat die Zahlen in einem Artikel im Februar 2022 schön auf den Punkt gebracht. Hier schreibt man von 144.000 Tonnen Impf-Abfall in Form von gläsernen Ampullen, Spritzen, Nadeln und Entsorgungsboxen, von 140 Millionen Corona-Tests, die alleine die WHO versandt hat, die zu mehr als 2.000 Tonnen Plastikmüll und 730.000 Litern chemischem Abfall geführt haben, von 3,4 Milliarden Einwegmasken pro Tag. Zusammen mit anderen Corona-Produkten kommen so täglich 1,6 Millionen Tonnen Plastikmüll zusammen. Und da sprechen wir ernsthaft von Klimaschutz? Finde den Fehler.

Wie wäre es, wenn wir, statt künstlichem Klimaterror und fadenscheinigen Energiespartipps der Bundesregierung, wirklich auf unsere Umwelt schauen? Dass Fenster und Türen abgedichtet sein sollten, Thermen von Installateurbetrieben gewartet und Heizkörper entlüftet werden, weiß eigentlich jedes Kind. Ob der Deckel auf dem Kochtopf wirklich etwas bewegen kann, wenn man sich daneben den unfassbaren Rückschritt zu den Öl- und Kohlekraftwerken ansieht, ist fraglich.

Besser wären wir vermutlich aufgehoben, wenn wir endlich wieder auf den Hausverstand setzen, auf den

Einkauf in lokalen Betrieben, auf das Abschaffen von Nonsens-Impfungen, Masken und Sinnlos-Tests, auf das Abschaffen der planlosen Bundesregierung.

Besser wär's, für die mentale, positive Energie. Und am Ende wär's vermutlich auch besser für die Umwelt und das zwischenmenschliche Klima. Bleibt eigentlich nur noch eine Frage offen: Wann ist Ihre Schmerzgrenze erreicht?

Wann gehen Sie für ein lebenswertes Leben auf die Straße?

17. Juli 2022
Alkohol und Psychopharmaka

Diese Woche habe ich ausnahmsweise mal auf Bundeskanzler Nehammers Tipps gehört und mich intensiv mit seiner Alkohol- und Psychopharmaka-Empfehlung beschäftigt. Ob es jetzt Wein, Wodka und Sekt oder doch eher Rücktritte braucht, darf jeder für sich entscheiden.

„Wenn wir jetzt so weitermachen, gibt's für euch nachher nur zwei Entscheidungen, Alkohol oder Psychopharmaka? Und ich sag, Alkohol ist grundsätzlich okay.", sagte Bundeskanzler Karl Nehammer am 9. Juli 2022 beim ÖVP Landesparteitag in Tirol.

„Alkohol oder Psychopharmaka": *Nehammer-Sager sorgt für Aufregung* *(kurier.at, 9. Juli 2022)*

Karli, du hast recht! Ich sag's nur ungern... Aber du hast absolut recht. Alkohol ist grundsätzlich voll okay und ich glaub, ich brauch jetzt ein, zwei Glaserl... Wobei..., die Gläser können wir weglassen..., flaschenweise brauchen wir jetzt den Alkohol, wenn ihr so weitermacht..., flaschenweise. Karli, wir sollten dringend die Gläser..., ähm Flaschen heben... Und nein..., ich meine nicht die Flaschen, die politisch etwas zu sagen haben..., Wein und Wodka braucht das Land jetzt...

Wenn wir im Winter schon frieren dürfen für Putin, weil wir als neutrales Land keine besseren Entscheidungen auf den Tisch bringen, können wir jetzt auch Wodka, Wein und Sekt trinken für Putin... und für den Nehammer... Und für die Edtstadlerin... Und für die Haberlander... Fragt sich nur, ob da der Alkohol noch hilft bei diesem Trauerspiel oder ob wir wirklich auf die harten Psychopharmaka umsteigen sollten. Was meinst du, Karli?

Blöd wird's nur, wenn wir dann vom vielen Trinken und den Medikamenten so rührig werden, dass wir schneller durch Edtstadlers „Tal der Tränen" wandern als uns lieb ist. Vielleicht können wir uns dann endlich mit dem von ihr angepriesenen Wohlstandsverlust anfreunden... Wie hat sie so schön gesagt, die Frau Verfassungsministerin: „Die Corona-Pandemie war nur zum Warmlaufen."... Warmlaufen ist aber eigentlich schon sehr riskant im Sommer... Jetzt, wo sich das Klima grade auf 30 Grad im Schatten erwärmt..., oder? Na zum Glück gibt's ja eine Hitze-Hotline und ausreichend Wein.

Nur mal eine Frage am Rande... Wie viele Flaschen Wein und Schnaps gehen da eigentlich so bei einer Regierungssitzung? Ich frag für eine Freundin. Die hat gemeint, dass man nüchtern gar nicht so viel Blödsinn reden und beschließen kann...

Bevor ich es vergesse... auf die Ex-SPÖ-Ministerin Gerstorfer sollten wir auch unsere Gläser..., ähm Flaschen heben..., Karli..., unbedingt..., und auf die ÖVP auch, unbedingt...! Auf die guten Impfkampagnen-Ideen sollten wir unbedingt trinken, auch wenn die ÖVP da keine neuen guten Ideen hat, sondern einfach die heulenden, verängstigten Kinder von der SPÖ Kampagne kopiert. Wo ist eigentlich die Gerstorfer hingekommen? Ach ja..., abgesetzt, wegen der Kinderimpfkampagne, angeblich...

Wo wir schon dabei sind... Gibt's jetzt schon einen Termin für einen Partei-Abschiedsdrink mit der Haberlander und ihrer kopierten ÖVP-Kinderimpfkampagne? Ich frag für eine Freundin, die ganz sauer ist, weil ihr Kind sich fürchtet, dass es jetzt nicht mehr mit anderen Kindern spielen darf, weil es sich nicht zur Spritze überreden lässt.

Karli, Karli, Karli... Ich seh schon – du hast absolut recht. Wenn wir jetzt so weitermachen, gibt's für euch nachher nur zwei Entscheidungen, Alkohol oder Psychopharmaka, und ich sag, Alkohol ist grundsätzlich okay, aber Rücktritt ist besser. In diesem Sinne..., genieß die Sommerpause und mach die Tür hinter dir von außen zu, wenn du im Herbst gehst.

24. Juli 2022
Selbst die SVS sieht beharrlich weg...

Sie wissen es! Unbestritten! Und doch geben sie es nicht zu. Alle wissen sie es. Der gesamte politische Sumpf weiß es. Die Gesundheitskassen wissen es. Die Sozialversicherungen wissen es. Und alle schweigen sie, fast alle.

Vor ein paar Tagen war Barbara bei mir zum Interview zu Gast. Barbara ist eine ehemalige Mitarbeiterin der SVS, der Sozialversicherung für die Selbstständigen, Ex-Mitarbeiterin deshalb, weil sie ihrem Dienstgeber zu unbequem geworden ist, weil sie zu viel nachgefragt hat, weil sie zu wenig geschwiegen hat, weil sie hingesehen, statt weggesehen hat. Angst vor negativen Konsequenzen hat Barbara keine. Angst macht ihr eher was passieren könnte, wenn wir weiterhin beharrlich wegsehen und die Augen davor verschließen, was rund um uns passiert.

Bereits kurz nach dem Start der Boosterimpfungen hat Barbara die ersten Auffälligkeiten beobachtet: Pensionszahlungen wurden weniger, Witwen und Waisenrenten sind merklich gestiegen, unübersehbar steigende Herzinfarkte, Schlaganfälle, neurologische Ausfälle, steigende Tumorerkrankungen, Demenz..., ebenfalls kaum übersehbar.

Obwohl die aufmerksame Angestellte ihre Vorgesetzten von ihren Beobachtungen informierte, gab es keine Reaktion darauf, im Gegenteil. Den SVS-Mitarbeitern wurde sogar verboten über Corona zu sprechen und anrufenden Kunden mitzuteilen, dass mögliche Impfschäden selber gemeldet werden können. Warum will man nicht hinsehen?

Weil sonst das Impf-Propaganda-Gebäude in sich zusammenfallen könnte? Weil dann irgendjemand die Verantwortung übernehmen müsste? Böse Zungen behaupten, dass die SVS so laut schweigt, weil sie sich gerade an den wegfallenden Pensionen gesund spart. Ein Schelm, wer Böses denkt.

In einem anderen Interview, habe ich mich mit Moni, der Mitarbeiterin einer Rechtsanwaltskanzlei unterhalten. Sie ist für Exekutionen zuständig und hat erzählt, dass sie gerade auffallend viele Exekutionen bei Gericht anmelden muss, weil die Exekutierten versterben, mehr als in den Vorjahren.

An ein Telefonat mit einem oberösterreichischen Gericht erinnert sich Sabine besonders gut. Sie hat vergangenen Februar dort angerufen, um sich eine Fallzahl für eine dieser verstorbenen Exekutionen zu besorgen. Laut Gericht waren bereits im Februar über 150 verstorben. Erst auf Sabines Anfrage hin, ob diese Zahl für Februar nicht ein wenig hoch sei, bemerkte auch ihr Gegenüber am Telefon, dass dies wirklich auffällig sei.

Langsam und mehr oder weniger auffällig, aber sicher, steigen die Zahlen der Verstorbenen. Und immer noch bewerben wir den dritten und vierten Stich kontinuierlich. Und auch, wenn es noch keine aussagekräftigen Statistiken gibt, sondern bisweilen nur die dunklen Vorzeichen..., wie viele Tote braucht es noch, um uns die Augen zu öffnen? Wollen wir wirklich länger zusehen und auf eine mahnende Statistik warten, die erst kommt, wenn alle Stricke bereits gerissen sind?

31. Juli 2022
Die Totenglocken läuten laut

Letztens habe ich mich mit einem Bestatter unterhalten. Ich habe ihn gefragt, ob ihm irgendetwas an den aktuellen Todesfällen auffällt. Er hat verneint. Auch wenn es aktuell ein gutes Geschäftsjahr sei, um Genaueres sagen zu können, müsste das statistisch nachvollziehbar sein. Und die Alten würden ja ohnehin alle an irgendetwas sterben im Alter – ist er überzeugt. Ob ihm aufgefallen sei, dass es mehr Totgeburten gäbe, habe ich ihn gefragt. Ja, Kinder wären schon einige gestorben in letzter Zeit, war seine Antwort, wieder der Hinweis auf die fehlenden Statistiken, um Genaueres sagen zu können.

Kinderkrankenschwestern und Hebammen, mit denen ich mich unterhalten habe, reden von gestiegenen Totgeburten, auffallend viele Spätaborten, auffallend wenige Neugeborene auf der Neonatologie. Genauere Zahlen habe ich bis dato noch nicht bekommen.

Eine Hebamme hat mich gefragt: „Wie genau brauchst du denn die Zahlen? Wenn ich genauer nachforsche, riskiere ich meinen Job." Den Job riskieren, weil man sich informiert, wie viele Kinder aktuell versterben? Ob die Mütter der Kinder geimpft waren und wenn ja, wie oft diese geimpft waren, ist mir nicht bekannt. Auch Hebammen und Kinderkrankenschwestern wissen nur über den Impfstatus der Mütter Bescheid, wenn sie diese selbst fragen. Selbst auf Covid-Stationen hat man bereits vor einigen Monaten, als die ersten Auffälligkeiten aufgetreten sind, aufgehört, den Impfstatus der Patienten einzutragen.

Fest steht: Es sterben gerade mehr Kinder, bevor sie überhaupt das Licht der Welt erblicken. Und anstatt nach der Ursache zu forschen und genau hinzusehen, ob das neue, hochgepriesene Medikament, das seit eineinhalb Jahren verimpft wird, damit zusammenhängen könnte, sehen wir lieber weg. Wenn wir uns mit diesem unangenehmen Thema nicht beschäftigen, ist es nicht da, lautet die allgemeine Verdrängungstaktik. Wenn wir dieses Problem ignorieren, existiert es nicht.

Im Gegenteil. Wir machen weiter wie bisher. Wir stecken weiterhin Milliarden Euro in ethisch und rechtlich fragwürdige Impfwerbung und Propaganda. Wir empfehlen sogar Schwangeren und Stillenden dieses Medikament, obwohl es über den „offlabel" Status nie hinausgekommen ist. Was heißt schon „offlabel"?

Während man vor Corona darauf geachtet hat, in einer Schwangerschaft möglichst alle Medikamente zu vermeiden, scheint es jetzt ein neuer Trend zu sein, Schwangeren unreflektiert Medikamente im Not-Zulassungsstadium zu verabreichen. Wen kümmert es schon, dass wir noch so gut wie nichts über mögliche unmittelbare und mögliche Spätfolgen wissen?

Sogar Fachmagazine für Stillende verharmlosen den „offlabel"-Stich. Wird schon nichts passieren.

Und was ist, wenn doch etwas passiert? Dann kann man die Schuld ganz bequem bei den Müttern abladen, die sich „offlabel" impfen haben lassen. Haben ja auch selbst unterschrieben. Ob die Spermien von geimpften Männern auf Dauer brauchbar sind, ist auch noch nicht erforscht. Wie auch? Sämtliche Corona-Impfstoffe befinden sich immer noch in der Notzulassung. Ob die Kinder von geimpften Eltern Spätfolgen davontragen werden oder die Entwicklung durch den Stich negativ beeinflusst wird, kann zum aktuellen Zeitpunkt auch noch nicht festgestellt werden. Einmal scharf darüber nachdenken ist erlaubt, auch, wenn es vielleicht weh tut. Und eines ist sicher: Die nächsten Jahre bleiben spannend und am Ende trägt jeder die Konsequenzen für getroffene Entscheidungen selbst.

7. August 2022
Zweieinhalb Jahre - zweierlei Maß - eine Ärztin nimmt sich das Leben und die Welt dreht durch

Laut Presserat gibt es ganz klare Richtlinien, wie über einen Suizid zu berichten ist. Hier gilt vor allem „große Zurückhaltung" bei der Berichterstattung und der „Verzicht auf überschießende Berichterstattung". Warum man nun trotzdem eine derartige Instrumentalisierung und Ausschlachtung des Selbstmordes einer OÖ Impfärztin zulässt, bleibt ein Rätsel.

Vorab möchte ich deutlich klarstellen, dass ich Mobbing jeglicher Art deutlich ablehne. Und ich spreche der Familie der verstorbenen Ärztin aus Oberösterreich mein aufrichtiges Beileid aus. Eine Familienangehörige durch Suizid zu verlieren, ist immer eine hässliche Sache, weil viele Fragezeichen offenbleiben. Gleichzeitig lehne ich das Mainstream-Medienspektakel, das den Tod dieser Ärztin ausschlachtet und sie zur hemmungslosen Impfkritiker-Vernaderung instrumentalisiert, entschieden ab. Eine unendlich widerliche und geschmacklose Vorgehensweise, bei der ich nicht einmal sicher bin, dass diese im Sinne der Verstorbenen gewesen wäre, obwohl diese eine sehr klare Impflinie verfolgt hat. Ich bezweifle, dass sie es gut gefunden hätte, von Grünen und ÖVP als Hass- und Propagandazugpferd missbraucht zu werden.

„Bedrohte Ärztin aus Oberösterreich tot in ihrer Praxis aufgefunden"
(kurier.at, 29. Juli 2022)

Nachdem diese Ärztin sich zu Beginn der Corona-Krise für die Behandlung der Krankheit mit Medikamenten eingesetzt hat und erst nach einem Besuch eines Pharmariesen auf die Covid-Impfnadel umgestiegen ist, ist die Frage naheliegend, ob der psychische Druck wirklich hauptsächlich von Drohmails aus dem Darknet ausgegangen ist oder ob der Missbrauch durch das System dabei auch eine wesentliche Rolle gespielt hat. Was genau passiert ist, werden wir wohl nie herausfinden. Was mich wirklich an der Geschichte schockiert, ist die Tatsache, dass man es schon wieder getan hat. Man hat wieder einmal den impf- und regierungskritischen Menschen den Schwarzen Peter zugeschoben.

Ein lauter, giftspeiender Teil der Öffentlichkeit gibt der breiten Masse der Ungeimpften unverfroren, unreflektiert und unbeschämt die Schuld am Freitod einer Ärztin. Ungeachtet dessen, dass nicht einmal ein Promillsatz der Ungeimpften den Namen jener Ärztin vor ihrem Tod überhaupt gekannt hat, wird nun quer durch die Bank jeder Ungeimpfte für deren Freitod an die Wand gestellt und verbal auf Twitter gesteinigt.

Wieder einmal wird deutlich, was sich bereits in den vergangenen zweieinhalb Jahren eindrücklich abgezeichnet hat: Es wird mit zweierlei Maß geurteilt und gemessen. Es wird verurteilt, was nicht der vom System auferlegten Norm entspricht und verhetzt, was dem Narrativ widerspricht.

Hunderte Suizide, von Kindern, Jugendlichen und Menschen, die mit den Corona-Maßnahmen nicht mehr klargekommen sind, scheinen dem wüst schimpfenden Mob völlig egal zu sein. Das einzige, was in dieser verkehrten Welt zählt, ist der Tod einer Impfärztin, die sich in diversen Chatgruppen damit gebrüstet hat, dass sie Patienten mit Impfbefreiungen aus ihrer Praxis verjagt und sogar angezeigt hat. Dabei wusste sie genau, dass es so gut wie keine Hausärzte mehr in ihrem Umkreis gegeben hat, die neue Patienten aufnehmen.

Jedem seine Meinung! Eine Heiligsprechung oder gar Verfilmung ihres Lebens, wie es manche ÖV-Pler fordern, ist hier in meinen Augen jedoch restlos übertrieben. Vielleicht sollten jene, die sich nun auf Twitter stolz als impfkritikerhassende Gutmenschen positionieren – und rechtlich schwer bedenkliche Hasspostings absetzen – einmal kurz innehalten und nachdenken.

Am Ende wird nämlich jeder dafür gerade stehen dürfen, was er in einer mehr als dunklen Zeit von sich gegeben hat. Es wird nicht die Meinung der Masse sein, die am Ende beurteilt wird und die bösartigen Postings einzelner Hassposter verschluckt. Nein, es wird vielmehr jeder einzelne für jedes Wort, das er von sich gegeben hat, Rede und Antwort stehen müssen.

Und eines muss den selbstverliebten Gutmenschen klar sein: Am Ende wird nicht die Ausrede: „Wir haben es nicht gewusst", stehen. Am Ende des Tages werdet ihr euch mit dem Satz: „Du hast mitgemacht", auseinandersetzen dürfen.

14. August 2022
„Maskenlose Oma dreht in U-Bahn durch" oder das bösartige Framing der Medien

Vor wenigen Tagen ging ein Video viral, das eine unmaskierte ältere Dame in einer Wiener U-Bahn zeigt, die sich über die maskentragenden, uncouragierten Wiener empört, ein gefundenes Fressen für Mainstream und Twitter-Gutmenschen. Während OE24 mit der Schlagzeile „Maskenlose Oma dreht in Wiener U-Bahn völlig durch" um die Aufmerksamkeit seiner obrigkeitshörigen Leser buhlt, liegt das eigentliche Problem ganz woanders begraben.

„Wien ist anders", ein Spruch, der den seit mehr als zwei Jahren vorherrschenden katastrophalen

Dauerspannungs-Zustand der Bundeshauptstadt perfekt beschreibt. Wen also wundert es, wenn den Menschen irgendwann die Hutschnur reißt und sie verbal ausflippen. Weit verwunderlicher ist, dass es durch die massive Dauer-Eskalationspolitik noch nicht zu gravierenderen Ausschreitungen gekommen ist.

Eine beherzte Wienerin hat die enormen Spannungen nun vor wenigen Tagen perfekt auf den Punkt gebracht. Sie spricht aus, was viele nur zu denken wagen. Als Wienerin schämt sie sich für ihre uncouragierten Wiener Mitbürger. Enttäuscht über die allgemeine Folgsamkeit und Obrigkeitshörigkeit sieht sie es höchst an der Zeit, dass man „den Wienern und Maskenträgern einfach mal in den Arsch treten möge".

Auch mit der folgenden Aussage, die nicht nur bei den Wienern zu beobachten ist, trifft sie den Nagel auf den Kopf: „Die scheißen sich schon an, wenn sie den Nachbarn guten Tag sagen." Allerdings ist es nicht die betagte Dame, die sich schämen sollte, weil sie ihrem Ärger in der U-Bahn Luft macht. Wirklich schämen sollte sich – unter anderem – der dezent übergewichtige rote Bürgermeister. Er hält die Panik weiterhin künstlich hoch und schikaniert die Wiener immer noch mit einer sinnlosen Maskenpflicht in den Öffis, während ganz Österreich zumindest zwischenzeitlich zur Vernunft gekommen ist.

Auch wenn sich so mancher an der urwienerischen,

etwas harten Ausdrucksweise der Wiener U-Bahn Fahrerin stößt, so spricht sie dennoch tausenden Österreichern aus der Seele: Es reicht, genug ist genug, Schluss mit den sinnlosen Maßnahmen, die nur noch Bestand haben, weil ein paar Wenige unfassbar viel daran verdienen.

Die Dame spricht das aus, was viele Wiener immer noch nicht hören wollen: Ganz Österreich lacht über Wien und seinen niemals enden wollenden Maßnahmenzirkus. Und solange ein Großteil der Wiener in seiner Obrigkeitshörigkeit verharrt, wird sich daran wohl auch so schnell nichts ändern. So wie vermutlich die ganze Welt im Herbst wieder über Österreich lachen wird, wenn es wieder heißt: Hirn aus – Maske auf – Nadel rein.

Spannend wird es, wenn die geboosterten und vierfach Geimpften irgendwann plötzlich wieder denselben Status wie die Ungeimpften haben und in der nächsten heranrollenden Welle der Panik-Politik nicht mehr ins Wirtshaus dürfen.

Trauriges Detail am Rande: Die Vorgeschichte zu diesem U-Bahn-Video kennen wir nicht. War es wirklich die betagte Wienerin, die begonnen hat zu schimpfen oder hat sie sich lediglich gegen verbale Angriffe von maskentragenden Vorzeige-Mitbürgern zur Wehr gesetzt? Denn, auch auf dem Video ist klar erkennbar, dass die Dame von sämtlichen Seiten in der U-Bahn von Umstehenden angepöbelt, gemaßregelt und beschimpft wird. Und doch wird sie – ungeachtet der äußeren Umstände – vom Mainstream als Negativbeispiel ins Zentrum der Aufmerksamkeit gerückt.

Dass es in den vergangenen zweieinhalb Jahren immer wieder zu Übergriffigkeiten, verbalen und sogar massiven körperlichen Angriffen auf maskenbefreite Mitbürger gekommen ist, wird weiterhin unter den Teppich gekehrt. Während Mobbing gegen Menschen, die sich dem politisch verordneten sinnfreien Narrativ nicht unterordnen, traurigerweise salonfähig gemacht wurde und medial vorangetrieben wird, werden laute kritische Stimmen öffentlich verbal gesteinigt.

Sicher ist: Irgendwann kommt der Zeitpunkt, an dem sich auch die leidenschaftlichen „Vernaderer" dafür verantworten müssen, warum sie maskenbefreite Kinder und erwachsene Mitbürger als „Mörder" und „Gefährder" beschimpft und schikaniert haben. Und bis es so weit ist, werden wir beherzte ältere Damen brauchen, die den Kern des Problems erkannt haben und für jene, die sich nicht selbst trauen auf die Barrikaden gehen.

Wenn jemand den Kontakt zu dieser Dame hat – ich würde mich über ein Interview mit ihr freuen, um auch ihren Standpunkt zu hören.

21. August 2022
Ein Gesundheitsminister im Impfstoff-Shoppingwahn

Den Österreichern reicht's, endgültig! Corona hat gesellschaftlich längst den Status einer tragbaren Grippe erreicht, mit der wir umgehen können. Obwohl wir inzwischen ganz genau wissen, dass es zahlreiche erfolgreiche Covid-Behandlungsmethoden gibt, schwelgt Gesundheitsminister Rauch im Shoppingwahn. Neben einer Impfkampagne, die uns Steuerzahler weit über die offiziell bestätigten 75 Millionen Euro kostet, wurden für den anstehenden Herbst bereits wieder 8 Millionen neue Impfdosen um 120 Millionen Euro bestellt.

„Trotz Impf-Flaute: Grüner Minister bestellt für 2. Jahres-Quartal 8 Millionen Impfdosen!"
(express.at, 13. April 2022)

Eine großartige Entscheidung, die nur den Dümmsten der Dummen – oder den Gierigsten der Gierigen im Provisionswahn – einfallen kann. Wie sonst lässt sich erklären, dass man das Steuergeld in wirkungslose Uraltimpfstoffe investiert, die kein Mensch braucht, Impfstoffe, die möglicherweise sogar gefährlich sind, wenn man sich die vielen Verdachtsfälle auf Impfschäden ansieht, die quer durch alle gesellschaftlichen Schichten und Altersgruppen aufpoppen? Die Impfwilligkeit und Gutgläubigkeit geht inzwischen sogar bei den Geboosterten und vierfach Gespritzten Richtung Null. Denn: Verarschen, belügen und betrügen lässt sich niemand gerne auf Dauer.

Solange unsere Politiker keine Verantwortung für ihre Entscheidungen übernehmen müssen und wir ihnen trotzdem blind vertrauen, wird der Wahnsinn weiter Fahrt aufnehmen und irgendwann alles, wofür Österreich steht, mit einem Knall gegen die Wand fahren. Denn, wer selbst nicht für seine Schandtaten haftet, wirft leicht um sich – mit dem hart erwirtschafteten Steuergeld der teuerungsgepeinigten Österreicher.

Den gestopften Obrigkeiten ist es völlig egal, dass viele Familien bereits jetzt nicht mehr wissen, wie sie sich Lebensmittel, Treibstoff und Strom leisten sollen. Und ob wir im Herbst, wenn viele Heizungen aufgrund von Unleistbarkeit kalt bleiben, die überflüssigen Impfdosen verheizen können, ist fraglich.

Fest steht: Es liegt nun am Volk, dem Irrsinn einen Riegel vorzuschieben. Solange wir durch die rosa Brille zusehen, schweigen und uns zum Narren halten lassen, wird es wöchentlich unter Garantie schlimmer statt besser. Der Wahnsinn bleibt, solange der Widerstand sich nur träge bewegt und sich jeder nur selbst der Nächste ist.

Helfen wird weder das Schimpfen auf eine unfähige Regierung noch die Suche nach den Schuldigen für etwaige Impfschäden. Helfen kann uns jetzt nur noch die Eigenverantwortung. Wir müssen dringend wieder lernen „Nein" zu sagen und einfach aufhören mitzumachen. Es ist höchste Zeit, aus dem Sommerschlaf aufzuwachen und den Sturm wahrzunehmen, der bereits vor uns tobt. Wer jetzt weiterschläft und denkt, dass alles von alleine gut wird, wird nicht erst Weihnachten, sondern viel früher sein dunkles Wunder erleben.

Ein guter Zeitpunkt, um ein Statement zu setzen, ist die Bundespräsidentenwahl, die vor uns liegt. Dass der alte geräucherte Dattel den Österreicherinnen empfiehlt, aus Solidarität ein Kopftuch zu tragen, nicht die optimale Wahl ist, dürfte vielen von uns bereits klar sein. Wir sollten uns auch vor Augen führen, dass ihm jede nicht abgegebene Stimme zugutekommt.

Am Ende des Tages kann jeder entscheiden, wer der vielen angetretenen Kandidaten, sein Favorit ist. Hauptsache, wir sorgen dafür, dass sich die Rauchschwaden verziehen. Unsere klare Botschaft ins Raucherkammerl muss jetzt sein: „Heastas ned, wie dei Zeit vergeht!"

28. August 2022
Jetzt hilft nur noch
Zähne zusammenbeißen

„Zähne zusammenbeißen!", diesen Satz bekam der wanderverunglückte Van der Bellen diese Woche öfter spöttisch in den sozialen Netzwerken zu hören, angelehnt an seinen peinlichen „Zähne-zusammenbeißen-Jugend"-Sager. Ob Zähne zusammenbeißen auch bei der anstehenden Bundespräsidentenwahl hilft, ist die große Frage, der ich mich heute widme.

Ob Van der Bellen als Bundespräsident wirklich die richtige Wahl ist, ist fraglich. Denn auf die Frage, wo seine Leistung war, konnte mir nicht einmal Liftexperte Hubert von Goisern im Spontaninterview eine Antwort geben. Rückblickend gesehen, wären wir ohne diesen Bundespräsidenten wohl besser dran gewesen. Ein Zweitwohnsitz im Raucherkammerl, eine Rekordzahl an Angelobungen unfähiger Kanzlerkandidaten oder wahnwitzige Kopftuchsolidaritätsempfehlungen für die Österreicherinnen, sind definitiv kein Qualitätszeichen für einen Staatsmann in seiner Position.

Und auch, wenn das System gerade „Fake it, till you make it" spielt und von 66% Zustimmung für den Noch-Bundespräsidenten träumt, sprechen seine öffentlichen Auftritte eine ganz andere Sprache. Hier wird er zumeist lautstark ausgepfiffen oder gänzlich

ignoriert. Die Zeichen stehen auf Umbruch und Neu-
start. Ein Bundespräsident, der einen potenziellen
Stümper nach dem anderen angelobt, anstatt seines
Amtes zu walten und eine unfähige Regierung zu
entlassen, ist seines Amtes schlicht und ergreifend
einfach nicht mehr würdig.

Dass ihm das Wohl der Bevölkerung am Allerwertesten
vorbeigeht, bewies er unlängst bei der Frage, was er
denn jungen Menschen sagen würde, die besonders
unter den Teuerungen leiden. „Zähne zusammenbeißen – es wird schon irgendwie gehen." Das will wohl
kein Österreicher aus dem Mund eines Mannes hören, der auf Steuerzahlerkosten monatlich 25.000 €
verdient, für's Beinahe-Nichtstun.

Egal ob jung oder alt, auch die Wahlwerbung des
Noch-Bundespräsidenten, mit der er die junge Generation auf TikTok nervt, ist jenseits von Gut und
Böse. In einem Kurzclip schießt ein Mädchen einen
Fußball durch ein Fenster. Dann wird Van der Bellen
eingeblendet, wie er gerade in einem Mickey Maus-
Komik herumblättert. Sein erster Satz im Spot: „Ha,
du glaubst wohl, der Ball wird mich treffen?" Danach folgt eine Pause, in der er in seinem Komik wei-
terblättert, um gleich darauf wieder kopfschüttelnd
in die Kamera zu sagen: „Nächster Versuch? M-m."

Der folgende Teil des Wahlwerbespots ist fast ebenso
erbärmlich, wie sein Auftritt in Linz mit gerade einmal 35 „Fans"... Immer noch in seinem Komik blät-
ternd, bettelt er um Unterstützung und sagt: „Ah,

bist immer noch da. Na schau, aber wenn du schon da bist, kannst du bitte eine Unterstützungserklärung unterschreiben und abgeben?"

Was uns ein Noch-Bundespräsident wohl damit sagen will? Mit einem Wahlwerbespot, in dem er sich von einem Kind mit einem Ball beschießen lässt, während er in einem Mickey Maus-Komik herumblättert und um Wählerstimmen bettelt? Ein klares Zeichen dafür, dass er selber um seine „Beliebtheit" weiß?

Die Antwort auf diese Fragen darf sich jeder selbst geben. Fakt ist: Die Tage von Van der Bellen sind längst an-, wenn nicht sogar abgezählt. Und ganz sicher ist: Wir Österreicher haben lange genug die Zähne zusammengebissen und die Unfähigkeit unserer Politiker stumm ertragen. Jetzt kommt der Tag der Abrechnung bei der Bundespräsidentenwahl. Jede Stimme, die wir nicht abgeben, ist eine Stimme für den Wahnsinn. Jede Stimme, die wir einem der vielen angetretenen und fähigen Kandidaten geben, ist eine Stimme, mit der wir Van der Bellen und dem Politsumpf zeigen, was wir nicht mehr haben wollen. Jede Stimme, die wir abgeben, ist eine Stimme für unsere Freiheit, die man spätestens im Herbst wieder beschneiden wird. Jetzt geht es um alles. Es geht um uns. Und Sie haben die Wahl.

04. September 2022
Tschüss „Mohr im Hemd"
und ciao „Winnetou"!

Diese Woche habe ich mich eingehend mit der Entwurzelung der österreichischen Bevölkerung beschäftigt. Denn, nur ein gespaltenes, entwurzeltes und wertfreies Volk ist ein lenkbares Volk. Und zu diesem Zweck scheinen die angewandten Mittel fast unerschöpflich zu sein und die Ideen immer absurder zu werden. Wir werden tagtäglich so massiv mit Nichtigkeiten und Sinnlosigkeiten zugeschüttet und beschäftigt, dass wir uns am Ende des Tages oft selbst nicht mehr spüren und erkennen. Wir funktionieren einfach nur mehr auf Kommando und Zuruf im System. Jegliche Individualität und Identität wird Schritt für Schritt beseitigt und unterbunden.

Anstatt unsere Kinder und Jugendlichen in ihrer Entwicklung zu stärken, wird die Frühsexualisierung in alarmierendem Ausmaß vorangetrieben. Von einem Tag auf den anderen werden 72 Geschlechter aus dem Boden gestampft und völlig entgleiste Entwicklungsratgeber auf den Markt geschmissen. Anstatt Kinder zu stärken und sie auf dem steinigen Weg zum Erwachsenwerden zu unterstützen, raubt man ihnen völlig rücksichtslos jegliche Identität. Biologen, die davon sprechen, dass es genau zwei Geschlechter gibt, werden als Rechte und Nazis beschimpft. Man erklärt den Burschen in sogenannten Jugendratgebern, wie sie ihren Penis am besten verstecken können oder eine weiblichere Stimme bekommen. Den Mädchen hingegen liefert man Anleitungen, wie sie ihren Busen am besten abbinden können, damit sie männlicher wirken. Plötzlich stellt man Vierzehnjährige vor die Wahl, sich ihr Geschlecht via operativem Eingriff selbst auszusuchen.

Man quält unsere sprachlichen Wurzeln mit sinnlosen Gendereien, pervers wirkenden Doppelpunkten mitten in Wörtern und schändet unsere Sprache auf's Derbste. Oder man verklagt einfach gleich eine ganze Zuggesellschaft, weil diese ihre Gäste nur mit „Damen und Herren" anspricht und die Bezeichnung „Diverse" in den Durchsagen schlicht und ergreifend nicht vorkommt. Plötzlich steht zur Diskussion, ob man Muttermilch nicht lieber Menschenmilch nennen soll. Und der altbewährte Mutter-Kind-Pass soll plötzlich zum Elternpass werden. Als ob jemals irgendein biologischer Mann irgendetwas zum Stillen oder zur Geburt beigetragen hätte – außer einem kurzen, freudigen Moment bei der Zeugung oder der mentalen Unterstützung seiner Frau bei der Geburt. Plötzlich werden Männer, die aussehen wie Frauen mit Bart, öffentlichkeitswirksam auf ein Podest gestellt und als neue Mode und Normalität präsentiert.

Verstehen Sie mich bitte nicht falsch! Von mir aus soll jeder gerne so leben wie er möchte und sein, was immer er will. Selbst wenn sich jemand als Batman oder Einhorn fühlt, ist das für mich völlig in Ordnung. Als falsch empfinde ich lediglich dieses gezielte Vorantreiben der Identitätslosigkeit und Unsicherheit in der Gesellschaft. Es gab eine Zeit, in der sich meine inzwischen fünfzehnjährige Tochter für die LGBTQ-Szene interessierte.

Sie wollte auf eine Regenbogenparade und ich habe sie hingehen lassen. In ihrem Freundeskreis gab es Mädchen, die lieber Jungs sein wollten und umgekehrt. Und irgendwann habe ich sie dann gefragt, was sie denn davon hält, dass Kinder mit vierzehn sich selbstständig für eine operative Geschlechtsumwandlung entscheiden können. Ihre Antwort hat meine Ansicht bestätigt. Sie hat gesagt: „Nein, Mama! Mit vierzehn ist das doch viel zu früh. Da kann man so etwas ja noch gar nicht entscheiden, weil sich da noch so vieles ändert in der Entwicklung. Da ist man ja noch viel zu unsicher und das Erwachsenwerden ist so schon kompliziert genug." Ziemlich klug für ihr Alter. Ich erinnere mich noch an meine Pubertät und den Jugendratgeber, den ich damals von meiner Mutter bekommen habe. Für mich war es völlig ausreichend zu wissen, wie die Entwicklung zur Frau abläuft und wie das männliche Gegenteil tickt. Mit 72 Geschlechtern wäre ich damals wohl restlos überfordert gewesen.

Überforderung ist generell die Mode der Gegenwart, mit der man die Bevölkerung tagtäglich aus der Bahn zu werfen versucht. Die Menschen werden beschäftigt mit „Zigeunerrädern", die plötzlich nur mehr „Zirkusräder" heißen dürfen, mit dem «Mohr im Hemd», der plötzlich nur mehr als warmer Schokokuchen geführt werden darf, mit Marmelade, die nur mehr Konfitüre heißen darf oder Bananen, die eine bestimmte Größe und Krümmung haben müssen … Wir werden beschäftigt mit der tödlichsten Grippe, die die Menschheit je gesehen haben soll, bei der augenscheinlich die rettende Impfung viel gefährlicher zu sein scheint, als die Krankheit selbst. Wir verstecken Kindergesichter in den Schulen gewaltsam hinter Masken und quälen sie mit nervenaufreibenden Nasenbohrtests, bis sie von lebenslustigen, jungen Menschen zu depressiven, suizidalen Jugendlichen oder folgsamen Zombies werden.

Man beschäftigt uns mit menschenjagenden Flugzecken, Tomatenpusteln und Affenpocken. Wir sammeln hörig tonnenweise Hilfsgüter für Menschen in Kriegsgebieten, die dort niemals ankommen und blenden nebenbei gekonnt aus, dass vielleicht unsere direkten österreichischen Nachbarn schon nicht mehr wissen, wie sie ihre Stromrechnung begleichen oder ihre Kinder ernähren sollen.

Und damit das Volk trotz der unübersehbaren Krise weiterhin schweigt, funktioniert und pariert, findet man täglich neue Beschäftigungstherapien. Denn, wer braucht schon einen Aufstand, wenn die Masse wahrnimmt, dass die Politik die Wirtschaft und die Gesundheit der Menschen wissentlich an die Wand gefahren hat? Wer braucht schon einen Aufruhr, wenn die breite Masse irgendwann mitbekommt, dass nicht nur in Deutschland und der Schweiz, sondern auch in Österreich ein massiver Geburtenrückgang nach dem ersten Corona-Impfjahr zu verzeichnen ist?

Um die Menschen weiterhin dumm und beschäftigt zu halten, bindet man einfach Winnetou und Karl May an den gesellschaftlichen Marterpfahl und verbietet an Universitäten Bücher wie „1984". Man entsorgt kritische, warnende Geister und verurteilt sie als „Verharmloser". Die Geschichte wird täglich neu erfunden, korrigiert und angepasst. Gesellschaftliche Werte und Traditionen werden tagtäglich beschnitten und verabschiedet.

Und es wird immer offensichtlicher: Es war noch nie so wichtig wie heute, Haltung statt Spaltung und Rückgrat zu beweisen, seine Wurzeln zu stärken und sich wieder auf die wesentlichen Dinge des Lebens zu besinnen.

11. September 2022
Was tun wir unseren Kindern an?

Diese Frage habe ich mir in den vergangenen zweieinhalb Jahren oft gestellt. Und eines habe ich in dieser Zeit besonders vermisst: Die Eltern, die für ihre Kinder einstehen und sie mit dem Mut eines Löwen vor dem evidenzlosen Maßnahmenwahn beschützen.

Natürlich gibt es eine kleine Gruppe von kritischen Eltern, die sich gegen den Wahnsinn wehren. Gesamt gesehen ist dieser Teil jedoch erschreckend gering. Gerne gesehen ist es heutzutage nicht, wenn man für seine Kinder einsteht. Im Gegenteil, man kassiert giftige Blicke und zynische Kommentare von den „braven, folgsamen" Eltern.

Die Kinder werden aus Sportvereinen ausgeschlossen, sobald man den Mund aufmacht und klarlegt, dass das eigene Kind ganz sicher keine Maske beim Training tragen wird. Man führt ganze Federkriege mit Klassenvorständen und Schuldirektoren, mit dem Ergebnis, dass die Kinder beim Testwahn mitmachen oder die Schule nicht mehr betreten dürfen ... Bildungsdirektionen schießen mit Giftpfeilen, anstatt sich die Sorgen der Eltern wirklich anzuhören.

Ich kenne diese Szenarien. Und ich habe diese Kämpfe zur Genüge selbst ausgefochten. Vor Corona war ich Elternvertreterin in der Klasse meiner Tochter, weil ich mich aktiv in den Schulalltag meines Kindes einbringen wollte, weil ich wissen wollte, welche Themen gerade aktuell sind. Ich war genauso lange Elternvertreterin, bis wir in dieser Position gezwungen wurden, haarsträubende Elternbriefe aus der Direktion an die Klasseneltern weiterzuleiten, Briefe, in denen Angst und Panik dick und fett gedruckt waren, Nachrichten, die die Eltern ohnehin bereits vom Direktor persönlich und von den Klassenvorständen erhalten hatten. Nach dem Motto: Dreifach schreckt besser.

Wer mich kennt, kann sich vorstellen, was ich gemacht habe: Richtig, keine Elternbriefe verschickt, weil ich meinen Teil zu dieser um sich greifenden Pandemie der Geisteskrankheit einfach nicht beitragen wollte. Ich habe den Elternverein verlassen und am Ende sogar noch eine Abmahnung durch dessen Leitung und Rechtsvertretung kassiert, weil ich mir erlaubt habe, eine Mail an alle Eltern auszusenden, in der ich vor der „Impfung als Randbedingung für den Schulbesuch im Herbst" – wie Ex-Bildungsminister Fassmann diese damals angekündigt hat, gewarnt habe. Ich habe mich getraut, den Eltern zu schreiben, dass jeder es mit dieser Impfung halten solle, wie er will und dass wir uns gegen einen Impfzwang wehren sollten. Zuspruch von den Eltern? Fehlanzeige, eine einzige besorgte Mutter hat mich kontaktiert. Die anderen waren schwer entrüstet, dass ich ihre Mailadressen für „meine Zwecke missbrauche" und haben mir mit einer Datenschutz-Anzeige gedroht.

Damals habe ich den guten Glauben an das Märchen der Löweneltern, die ihre Kinder mit Leib und Leben beschützen, verloren. Auch wenn sich ein paar wenige Eltern wirklich für ihren Nachwuchs starkmachen – die breite Masse bleibt stumm und folgsam und quält ihre Kinder im Namen des Politwahns.

Ich habe gestern mit einem Vater telefoniert, der seinen Sohn sechs Tage vor seinem siebzehnten Geburtstag vermutlich durch die Coronaimpfung verloren hat. Die Todesursache wird eine ewige Vermutung bleiben, weil die Staatsanwaltschaft eine Obduktion abgelehnt hat. Man will einfach nicht genauer hinsehen. Dieser Vater hat es sich nun zu Aufgabe gemacht, andere Eltern aufzuklären, um vielleicht das eine oder andere Kind vor einem Stich zu bewahren, der viel mehr schaden kann, als er nutzt. Nehmen wir uns diesen Vater als Vorbild. Stehen wir für unsere Kinder ein und beschützen sie vor dem Wahnsinn! Lassen wir nicht zu, dass die lachenden Kindergesichter wieder hinter Hörigkeitsmasken verschwinden. Hören wir auf, unsere Kinder mit nichtssagenden Tests zu quälen. Stehen wir auf gegen die moralisch und rechtlich verwerfliche Kinderimpfpropaganda.

Sehen wir hin statt weg, wie viele Kinder haben sich bereits das Leben genommen, weil sie mit unserem Schweigen und unserer Hörigkeit nicht mehr klargekommen sind. Es ist höchste Zeit, den unbequemen Weg anzutreten und entschieden NEIN zu sagen, zu dem Wahnsinn, den man uns im Herbst bereits wieder diktieren will. Denn am Ende des Tages werden wir uns alle die Frage stellen lassen müssen: „Warum hast du mitgemacht?"

18. September 2022

Skandale um Fotos mit Van der Bellen?

Frei nach Henry Ford „Wer nicht wirbt, der stirbt", scheint nun zu gelten „wer mit Van der Bellen wirbt, der stirbt", - natürlich rein wirtschaftlich gesehen. Natürlich wird niemand wirklich tot umfallen, wenn er einen „netten" Schnappschuss mit unserem Noch-Bundespräsidenten macht. Wirtschaftlich gesehen ist so ein Foto für die Wall of Fame eines Geschäftslokals jedoch eher ein mittleres bis großes Desaster. Schnell kann's gehen, gerade noch im Promirausch ein Foto mit Vanderbiden und der gesamten Mannschaft geknipst, Ratzfatz auf Facebook hochgeladen, um damit Aufmerksamkeit zu generieren... Zack, hat man ihn auch schon – den viralen Effekt.

Bei solch „beliebten" Motiven kann es schon mal passieren, dass Stammgäste plötzlich ein Lokal boykottieren oder Mitarbeiter im Freundes- und Familienkreis einen kräftigen Shitstorm kassieren. Die Durchsetzung einer Gesundheitsdiktatur, das Auslösen und Hochhalten einer Massenpsychose und das permanente Spiel mit der Angst der Menschen, trägt eben nicht unbedingt zur Beliebtheit der Damen und Herren Politiker bei. Man munkelt, dass die Anzahl der Menschen rückläufig ist, die sich mit den politischen Sklaventreibern und Schweigemönchen ablichten lassen wollen. Wen wundert es, dass so ein kleines Bild mit dem Noch-Bundespräsidenten einen

Shitstorm auslöst..., nachdem er zweieinhalb Jahre stumm wie ein Fisch zugesehen hat, wie man die Rechte der Österreicher beschneidet und sich lieber für das solidarische Kopftuch anstatt für die Grundrechte der Bürger einsetzt. Ganz ehrlich? Mich wundert das nicht.

Dass der ORF – wie immer auf Framing setzt und Kommentare wie: „Jetzt kann man dort nicht mehr hingehen" oder „wer Van der Bellen wählt, ist selber Schuld", als „Hass im Netz" verkauft, war klar. Das passt zur Sumpfpropaganda. Was mich allerdings wirklich wundert ist, dass der Großteil der Menschen den kollektiven Missbrauch durch die Politik immer noch schweigend hinnimmt. Ich frage mich, welche Ausmaße der Wahnsinn noch annehmen muss, dass der Schmerz groß genug ist. Wann ist endlich der Punkt erreicht, an dem die Stimmung kippt? Vielleicht müssen erst noch ein paar Kühlschränke leer bleiben, ein paar Familien im Winter frieren, Gas, Klopapier und Nudeln ausgehen, bis die Menschheit ansatzweise versteht, was gerade passiert – und sich dagegen wehrt.

Sicher ist, dass WIR es jetzt in der Hand haben, WIR – das Volk. Und mit JETZT, meine ich wirklich jetzt, nicht morgen, nicht später, nicht nächstes Jahr, sondern jetzt. Jetzt wird gewählt. Jetzt ist es Zeit für die Endabrechnung. Die Tiroler müssen sich jetzt dringend auf ihre Widerständigkeit besinnen. Sie sollten die vergangenen zweieinhalb Jahre noch einmal durchdenken und das richtige Kreuzerl setzen.

Auch die Abrechnung für den Schweigemönch Van der Bellen ist überfällig. Wer ihn jetzt nicht abwählt, macht sich mitschuldig. Nicht einmal überteuerte chinesische Plastik-Adiletten, lächerliche Streetwear oder völlig entgleiste Wahlwerbespots können Vanderbiden jetzt noch retten. Seine Tage sind abgezählt. Er ist ebenso rücktrittsreif, wie der überbezahlte, unfähige Rest im Parlament, der meint, die Österreicher wie Zirkusaffen domptieren zu können.

Ich plädiere für eine kollektive Bolognese und den Auszug des gesamten Polit-Sumpfes aus der Parlaments-Manege. Und ich plädiere für eine ordentliche Aufarbeitung der vergangenen zweieinhalb Jahre. Wir dürfen nicht einfach vergessen und verdrängen, was passiert ist, auch nicht, wenn uns das als angenehme Option erscheint. Jeder einzelne, der mitgemacht hat, muss jetzt in die Verantwortung genommen werden und für seine Entscheidungen gerade stehen, für all das verbrannte Steuergeld, für die Millionen vernichteter Existenzen, für die zerbrochenen Kinderseelen, für all die Impfschäden und Todesfälle, die man mit dem ungeprüften Genexperiment verursacht hat und immer noch verursacht, für all die Schmiergelder und schmutzigen Provisionen, die kassiert wurden, für die verlogene und gekaufte Mainstream-Propaganda und die Medienprostitution.

Nein, fertig sind wir noch lange nicht mit der Aufarbeitung. Aber wir sind fertig mit den skrupellosen Verantwortlichen. Und Erinnerungsfotos brauchen wir bestimmt keine!

25. September 2022
Testen - Testen - Testen

Wer jetzt noch mitmacht, ist selbst schuld. Spätestens jetzt, wo sich nicht einmal mehr der Ärztekammerpräsident testen lässt, weil die Tests völlig für den „Hugo" sind. Und allerspätestens seit der Pressekonferenz diese Woche in Wien, bei der nach ausführlichen Laboruntersuchungen bekannt wurde, dass die Tests nicht nur sinnlos, sondern obendrein hochgiftig sind – ist jeder weitere Test, den wir unseren Kindern in Kindergärten oder Schulen zumuten, ein Verbrechen, nicht, dass das nicht schon vor der Pressekonferenz so gewesen wäre. Aber jetzt haben wir es amtlich, schwarz auf weiß, in einem Land der sinnbefreiten Endlosbürokratie.

Natürlich könnte man jetzt die Erkenntnisse und Aussagen eines Gerichtsmediziners, eines Lehrers, eines Rechtsanwaltes, eines Journalisten und eines Laborberichtes weiterhin stur ignorieren, um gewisse Personenkreise auf Kosten unserer und der Gesundheit unserer Kinder weiterhin Geld scheffeln zu lassen. Wenn wir klug sind und noch einen letzten Funken Moral und Anstand in uns haben, tun wir das aber nicht und schlagen endlich den richtigen Weg ein. Dann tun wir es dem Ärztekammerpräsidenten gleich und schieben den giftigen Tests endgültig den Riegel vor, Schluss mit der Testpandemie, Schluss mit der Fakepandemie und Schluss mit der Impf-Lüge.

Beenden werden den Wahn nicht jene Geisteskranken, die sich dumm und dämlich mit Tests, Masken und Impfungen verdienen. Das Schlusswort obliegt uns, uns dem Volk. Schieben wir dem Ganzen einen Riegel vor. Lassen wir uns nicht mehr belügen und betrügen. Die Milliarden an Steuergeld, die man vor unseren Augen begeistert verbrannt hat und für die man uns gerade büßen lässt, werden wir uns nicht mehr zurückholen können. Da wird kein Deckel auf dem Kochtopf helfen und auch kein Kalt-Duschen. Was wir retten können, ist der letzte Funken unseres Anstandes und unserer Eigenständigkeit, und hoffentlich unsere Kinder, bevor man sie im Herbst erneut quält in den Schulen.

Und wenn wir endlich wach geworden sind und gerettet haben, was noch zu retten ist, dann braucht es eine ordentliche Aufarbeitung. Denn die Pandemie ist nicht einfach vorbei, weil unsere Sklaventreiber sagen, dass sie vorbei ist. Jetzt müssen die Schuldigen in die Verantwortung genommen werden und für ihre Entscheidungen gerade stehen, für jede zerstörte Kinderseele, für jede vernichtete Existenz, für jeden Impfschaden, für all die gequälten, panikbefallenen Seelen und für jeden einzelnen verbrannten Euro, den sich die Urheber und gierigen Pandemiegewinner in ihre Hosentaschen geschoben haben. Erst wenn wir die Aufarbeitung bewältigt haben, erst dann ist die Plandemie vorbei.

02. Oktober 2022
Impfung im Partybus?!?
Die Rattenfänger sind zurück!

Wer die Impfwerbung der vergangenen zwei Jahre bereits als grenzwertig empfunden hat, darf sich nun auf eine neue Ära der Rattenfängerei freuen. Die nächste Stufe der bösartigen Impfpropaganda ist erreicht und die rote Linie ist nur mehr ein dünner Streifen am Horizont, der bereits weit hinter uns liegt.

Die schockierenden Schwangeren-Impfwerbespots, „Baby, lass dich impfen-Singsang", Plakate mit heulenden, ängstlichen Kindern und wütenden Großeltern waren gestern. Puffbesuche, Preisausschreiben und gratis Bratwürstel als Impfgeschenke sind längst überholt. Selbst die klassischen Linz-AG-Impfbusse sind aus dem Rennen. Partybus heißt die neueste Waffe im Kampf um den Verkauf der hilflosen Kinderseelen an den umstrittenen Stich.

Wäre ich nicht selbst vor Ort gewesen, nachdem man mir Fotos vom Tatort Schule hat zukommen lassen – ich hätte nicht geglaubt, mit welcher Dreistigkeit ÖVP-LH-Stellvertreterin Haberlander auf unsere Kinder losgeht.

Bei meinem Lokalaugenschein vor einer Schule in Traun, habe ich mir den Partykracher genauer angesehen: Ein schmuddeliges und ungepflegt anmutendes Gefährt, das seine besten Tage längst hinter sich gebracht hat, glanzlos, mit ausgebleichtem Lack, so wie sein bösartiger Rattenfänger-Auftrag auf dem Schulhof. Selbst die Eintrittsstufen des Fahrzeuges sind rostgefleckt und wirken dreckig. Auch die Innenansicht des Höllengefährtes wirkt wenig steril und keinesfalls so, wie man sich das von einem Praxisraum erwarten sollte. Man bietet den Schülern die Impfung nicht in einem vertretbaren medizinischen Rahmen an, sondern in einem schmuddeligen Partybus, Discobeleuchtung und Lutscher inklusive. Nicht einmal Liegen zum Ausruhen sind vorhanden, falls sich die Impfungen negativ auf die Gespritzten auswirken. Im Falle eines Notfalles können sich geimpfte Buspartygäste immer noch auf der Tanzfläche ausruhen, *Sarkasmus aus*

Selbst der ca. siebzigjährige Impfarzt, der zum Einstieg in den Partybus fast einen Treppenlift gebraucht hätte, und seine ebenso alte Assistentin passten perfekt ins Bild des Schmuddelbus-Ambientes. Sauberer Arztkittel? Fehlanzeige! Auch die Impf-Aufklärungsdauer bei den beobachteten vier Stich-Sammlern, unter denen sich glücklicherweise kein Kind befand, entbehrte jeder Sorgfaltspflicht.

In gerade einmal drei Minuten wurden – unter Beisein des Busfahrers im Partygefährt – die lebensverändernden Stiche gesetzt. Wie viel ordentliche Risikobesprechung in diesem Zeitraum möglich ist, überlasse ich Ihrer Fantasie. Wäre ich nicht selbst vor Ort beim Party-Impfbus gewesen – hätte ich die dort herrschenden Zustände nicht geglaubt. Obwohl ich von einer Haberlander nie besonders viel gehalten habe – mit der Partybusaktion, bei der Kinder hinterhältig zum Stich gelockt werden, hat sie im Stil einer Rattenfängerin dem Fass jedenfalls endgültig den Boden ausgeschlagen. Wobei sie das vermutlich selbst genau weiß. Andernfalls hätte man wohl bestimmt keine Polizisten zur Bewachung der Kinderfalle aufgestellt.

Oh, du trauriges Österreich.
Wo sind wir da nur gelandet?

09. Oktober 2022
Wüste Beschimpfungen? Nicht mit mir!

Mit konstruktiver Kritik kann ich umgehen. Mit wüsten Beschimpfungen kann ich nichts anfangen. Auch Vorschreibungen und Befehle sind bei mir an der falschen Adresse. Nicht umsonst habe ich im März 2020 mit der Aufklärung begonnen, weil mich die Anordnungen von oben stutzig gemacht haben.

Schon meine Eltern hatten es nie besonders leicht mit mir, weil ich Regeln immer auf ihre Sinnhaftigkeit hinterfragt habe. Für mich waren immer meine eigenen Werte an erster Stelle. Wäre ich eine der folgsamen und moralisch verlorenen Sorte, würde ich vermutlich in irgendeinem politischen Amt meine schmutzigen Millionen scheffeln. Aber..., unreflektiert mit dem Strom geschwommen bin ich, wie gesagt, noch nie, weil ich das weder mit meinem Gewissen, noch mit meinen Werten vereinbaren kann.

Ich mache mir immer mein eigenes Bild. Ich recherchiere und frage nach. Ich rede mit Menschen, die sich auskennen und mir erzählen können, was wirklich Sache ist. Und ich freue mich, wenn ich guten und wichtigen Projekten mit meinen Artikeln zu mehr Sichtbarkeit verhelfen kann. Oder ich lenke die Aufmerksamkeit meiner Leser auf Missstände, bei denen man unbedingt hinschauen, statt wegsehen sollte.

Meine Feder ist kurz gesagt mein Schwert im Kampf gegen Ungerechtigkeiten und für das Gute, von dem ich immer noch hoffe, dass es am Ende siegt. Eines ist vielen nicht ganz klar: Ich arbeite nicht auf Zuruf. Ich lasse mir nicht diktieren, was ich zu schreiben habe, wen ich interviewe, weder von den „Guten" noch von den „Bösen". Ich schreibe genau das, was ich für richtig halte. Das kann man jetzt mit mir diskutieren, muss man aber nicht. Wir sind schließlich alle Menschen mit einer eigenständigen Meinung. Und jede Meinung hat ihre eigene Daseinsberechtigung. Mit Kritik kann ich gut umgehen. Man kann darüber reden, sich über Standpunkte austauschen, Fragen stellen und versuchen, das Gegenüber zu verstehen. Dazu bin ich jederzeit bereit, zum konstruktiven Austausch unter vier Augen.

Womit ich nichts anfangen kann, sind derbe Beschimpfungen, öffentliche Schmutzkübelkampagnen und Hetzvideos, die mir sogar namentlich gewidmet sind, ohne dass man mit mir zuvor auch nur irgendein Wort zum Thema gewechselt hat. In meinem Kopf poppt in solchen Momenten auf: Haben wir das wirklich nötig? Haben wir keine anderen Probleme, um die wir uns kümmern sollten? Manchmal würde ich wirklich gerne gute, alte, klassische Besen verteilen, an solche verbalen Schmutzschleudern und sie bitten, dass sie doch vor ihrer eigenen Türe kehren mögen, bevor sie mich öffentlich denunzieren.

Ein glanzvolles Beispiel habe ich erst diese Woche erlebt. Da wurde mir öffentlich und unhinterfragt ein ganzes 44-sekündiges Video von einer Ex-Ärztin aus Graz gewidmet, der man eigentlich mehr Stil als die Wortwahl im Video zutrauen können sollte. Ich darf kurz den Inhalt zitieren: „Edith Brötzner hat mit diesem besagten Gollner ein Interview gemacht. Da hat sie keine Probleme offensichtlich damit, wenn man Kinder abspritzt. Aber mit … Ioannis P., der ein höchst anständiger Mensch auf allen Ebenen ist, dem hat's wieder abgesagt, weil der ist ja Neonazi, rechtsextrem und inkontinent und sonst noch irgendwas. Ich mein … Die Verblödung ist auch auf unserer Seite grenzenlos. Wobei die Frage ist, ist das dann überhaupt unsere Seite. Ich meine, ist das nur blöd oder wie auch immer. Macht euch selber ein Urteil."

Wie schon der letzte Satz in diesem Video klarmacht: Es handelt sich um ein Urteil. Würde ich als Journalistin urteilen statt recherchieren, wäre vermutlich eine Anzeigenflut die Folge davon. Einer der Werte, der vor allem in den letzten zweieinhalb Jahren hoch im Kurs bei mir steht, ist die journalistische Sorgfaltspflicht. Bevor ich jemandem öffentlich etwas vorwerfe oder eine Straftat zur Last lege, gebe ich dieser Person die Möglichkeit zur Stellungnahme. Ich frage nach.

Leider scheinen diese Regeln für rustikale Ex-Ärztinnen nicht zu gelten. Man schimpft lieber erst mal wie ein Rohrspatz in einem öffentlichen Video drauflos und zieht meinen Namen gnadenlos durch den Dreck. Hätte die gute Frau Doktor nachgefragt, wüsste sie, dass ich noch niemals einen Gast aufgrund von Inkontinenz abgelehnt habe, unabhängig davon, dass es alleine meiner Entscheidung obliegt, mit wem ich meine Interviews führe oder eben nicht, worüber ich berichte oder eben nicht. Die Gründe dafür darf man ganz entspannt bei mir lassen.

Wir reden seit fast drei Jahren über Eigenverantwortlichkeit und Meinungsfreiheit. Und doch stößt es manchen sauer auf, wenn mehrere Meinungen gehört werden dürfen. In meinem Studio kommen auch kontroverse Meinungen zu Wort – weil Interviews nicht nur von reiner Zustimmung leben, sondern auch vom aktiven Diskurs.

In den meisten Fällen trauen sich Gegenstimmen

ohnehin nicht zu mir ins Studio. Ganz wichtig, falls das manchen noch nicht klar ist: Die Meinung meiner Interviewpartner ist eben genau deren Meinung. Diese muss sich nicht immer mit meiner eigenen Meinung decken. Mir zu unterstellen, dass ich Pro-Kinderimpfung wäre, wirkt fast ein wenig lächerlich. Würde die Frau Doktor meine Artikel wirklich sinnerfassend lesen, hätte sie vermutlich eine Ahnung, wie ich wirklich denke.

Spannend finde ich die Tatsache, dass sich die leicht aggressiv wirkende Grazer Ex-Ärztin in ihrem 44-sekündigen Video auf ihrem Telegram-Kanal so massiv über mein Interview mit Dr. Gollner aufpudelt. Wenn man bedenkt, dass sie seit Monaten in denselben widerständen Telegramgruppen aktiv ist und Tag für Tag seine Beiträge dort kennt, wirkt es auf mich doch sehr befremdlich, dass sie nun so scharf auf mich schießt.

Man kann von Dr. Gollner halten, was man will – er ist ein offenes Buch und kommuniziert seine Einstellung und Meinung von Beginn an völlig offen. Ein Geheimnis hat er aus seiner Vorliebe um die Impfung nie gemacht. Verstehen Sie mich nicht falsch. Seine Meinung deckt sich nicht im Entferntesten mit meiner. Allerdings maße ich mir auch nicht an, ihn deswegen öffentlich zu beschimpfen.

Auf Dr. Gollner wurde ich durch eine Freundin aufmerksam. Sie erzählte mir von einem Impfarzt im Widerstand, der in zahlreichen Telegram-Gruppen sogar Demos mitplanen solle. In meinem Kopf hat sich seine Einstellung nicht mit dem Thema Widerstand verbinden lassen. Ich habe ihm also eine Interviewanfrage geschickt, vor allem, weil ich der Meinung war, dass man dem Widerstand aufzeigen müsse, wer in seinen Reihen herum spukt. Ich habe auf den Tisch gebracht, was die Monate vorher in den Telegramgruppen scheinbar niemand sehen wollte, weder die besagte Grazer Ex-Ärztin, noch die Demoorganisatoren.

Überraschenderweise war Dr. Gollner auf meine Anfrage hin, sogar zu einem Interview bereit. Mit vielen seiner Antworten hat er sich bestimmt selbst nichts Gutes getan. Ob es für sein Ansehen förderlich ist, dass seine Impfaufklärung in drei Minuten erledigt ist, dass er Altenheime, Behinderte und Kinder zahlreich durchgeimpft hat, offen seine Verbindungen zur ÖVP bekennt oder hochoffiziell zugibt, Impfbefreiungen zu schreiben – diese Frage darf jeder für sich beantworten. Ich bin ihm jedenfalls dankbar für das offene Gespräch, das echte Klarheit für die Widerstandsbewegung gebracht hat.

Hetzkampagnen und Verurteilungen überlasse ich jenen, die eine faire Kommunikation nicht zu beherrschen scheinen. Ein paar Fragen habe ich noch an die widerständen Kollegen, die so gerne mit Dreck um sich werfen: Ist diese Spaltung wirklich notwendig? Wenn wir schon im Kleinen keinen ordentlichen Kommunikationsstil zusammenbringen, was soll sich dann im Großen bewegen?

Wenn wir uns Meinungspluralismus wünschen – warum verurteilen wir jene, die eine eigene Meinung vertreten? Wenn es ohnehin nur wenige Aktivisten gibt, warum bewerfen wir diese auch noch mit Schlamm, anstatt das offene Gespräch zu suchen? Geht es uns um Selbstdarstellung oder um den Kampf für die gute Sache?

Ich wünsche mir ein Umdenken, auch in den eigenen Reihen, ein bisschen mehr fragen als urteilen, ein bisschen mehr journalistische Sorgfaltspflicht als Fehlinformation.

16. Oktober 2022
Herzlichen Glückwunsch
zum neuen Bundespräsidenten!

Ich gratuliere den Österreichern zum Ergebnis der Bundespräsidentenwahl! Ich hoffe, die Wahl ist zu Ihrer Zufriedenheit ausgegangen und Sie haben Ihr Kopftuch als Zeichen der Solidarität bereits aus dem Schrank geholt.

Nun steht dem nächsten evidenzfreien Maskenball zum Glück nichts mehr im Weg und es heißt weiterhin: Boostern und testen, testen, testen, unabhängig davon, wie giftig, gefährlich oder sinnlos die Maßnahmen in Wirklichkeit sind.

„Land der Masken, Land der Stäbchen,
Land der Booster, Spaltung und Gräbchen,
Land der Lämmer, schadensreich!
Heimat stummer Vielgeschlechter,
Volk, du machst dich zum Gelächter,
viel zerstörtes Österreich.
Heiß umfehdet, wild umstritten,
vegetierst dem Erdteil du inmitten,
einem schwachen Herzen gleich,
hast seit frühen Ahnentagen
hoher Sendung Last getragen,
viel geprüftes Österreich.
Lustlos in die neuen Zeiten,
stumm geknebelt sieh uns schreiten,
schwer zerstört und tränenreich.
Einig lass in Trauerchören,
EU dir Unterwerfung schwören,
schwer enttäuschtes Österreich,
schwer enttäuschtes Österreich.“

Vor uns liegt eine weitere Oldie-Amtsperiode mit einem Bundespräsidenten, der in den falschen Momenten schweigt und in den richtigen Momenten nicht darauf achtet, wenn er das Falsche von sich gibt. Die Österreicher haben ihre Zustimmung dazu in die Urne geworfen, buchstäblich.., die Zustimmung zur weiteren Vernichtung der österreichischen Werte und den Überresten unserer Schein-Demokratie, die Zustimmung zum Missbrauch und zur endgültigen Abschaffung unserer Grundrechte, die unsere Vorfahren hart erkämpft haben, die Zustimmung zu einem Regierungskurs, der Existenzen, Seelen und die Gemeinschaft gleichermaßen vernichtet und spaltet.

Österreich scheint ein Land der Weg-Seher und der Masochisten zu sein. Frei nach dem Motto: Wenn man nicht hinsieht, sind die Probleme nicht vorhanden. Und: Eine Ohrfeige reicht nicht – bitte noch einmal fest draufhauen.

Wir sehen so lange weg oder wählen den gewohnten Wahnsinn, bis uns alles um die Ohren fliegt. Wie sonst erklärt man sich in Zeiten, in denen es um alles – ja wirklich um alles –geht, die mickrige Wahlbeteiligung von gerade einmal 65,2 %?

Haben wir Österreicher nichts zu sagen oder haben wir einfach längst resigniert? Ist es uns wirklich so egal, was die Obrigkeiten mit uns aufführen? Wie sie unsere Kinder und unsere Alten missbrauchen und unsere Wirtschaft sehenden Auges gegen die Wand fahren? Sind wir wirklich bereits so abgestumpft und abgebrüht, dass wir wissentlich wegsehen?

Jede Stimme, die nicht für einen anderen Kandidaten abgegeben wurde, ist Van der Bellen zugutegekommen, JEDE EINZELNE! Dass die Auswahl an möglichen Kandidaten nicht groß genug gewesen wäre, kann man diesmal wohl kaum behaupten. Wie auch immer, die Wahl ist geschlagen.

Der Wahnsinn regiert mit einem schweigenden Pensionisten und seinem völlig entgleisten Politsumpf weiter.

Natürlich könnten wir jetzt alle aufgeben und resignieren, unser Schicksal akzeptieren und uns stumm selber bemitleiden. ABER, das werden wir nicht tun. Denn jetzt braucht es uns – die Menschen mit Haltung und Rückgrat – erst recht. WIR sind es, die immer noch gerade stehen und uns auch nach diesem Wahnsinn noch in den Spiegel schauen werden können.

Und immerhin sind wir 43,3 %, die laut und deutlich NEIN zu Van der Bellen und dem Politkurs gesagt haben. Und mit diesen 43,3 % können wir durchaus etwas bewegen. Es braucht lediglich 10 % Widerständige, um eine echte Veränderung zu bewirken. Widerstand muss nicht immer laut auf der Straße stattfinden. Widerstand muss nicht immer auf Demobühnen stehen und Flyer verteilen. Widerstand fängt damit an, dass wir „NEIN" sagen.

Viele im Handel sagen bereits laut und deutlich „Nein" zum bevorstehenden Maskenball. Sie können das auch! Die Mehrheit der zweifach Geimpften und Geboosterten sagt bereits laut und deutlich „Nein" zum vierten umstrittenen Stich. Sie können das auch! Ein großer Teil der Bevölkerung sagt bereits „Nein" zu den hochgiftigen Antigen-Tests. Sie können das auch.

Wir werden uns jedenfalls nicht von diesem sinnlosen Wahlergebnis verunsichern lassen. Wir machen im selben Tempo weiter. Wir klären auf. Wir vernetzen. Wir sagen „NEIN" zum Wahnsinn. Und Sie können das auch!

23. Oktober 2022
Wenn ich einen „Beidl" hätt', dann ginge ich zum „Beidlgate"

Dass man weder beim Schmid noch beim Schmidl besonders gut aufgehoben ist, wenn's drauf ankommt, hätten sich Kurz und seine ÖVP vermutlich früher überlegen sollen. Denn jetzt, wo der Schmid seine eigene Haut im ÖBAG-Skandal retten will, hilft den von ihm verpetzten Herrn der ÖVP wohl kein „Beidlbild" der Welt mehr, die der Schmid einst angeblich ach so gerne gesammelt hat. Jetzt finden Sandkastenkämpfe und Schaufelduelle statt, was das Zeug hält.

Aktuell scheint ein Spruch meines Großvaters mehr denn je zu gelten: „Der oid Schauma ist scho g'storben und die Jungen schauman si nimma." Dass sich bei der ÖVP und den Grünen und den Roten usw. ... noch nie jemand besonders für irgendetwas geschämt hat, ist eine unübersehbare Tatsache. Ob jetzt Schwung ins Geschehen kommt und die ÖVP sich endgültig mithilfe vom „Beidl" ...ähm Schmidl selber absägt – das steht noch in den Sternen. Ich hab da jedenfalls ein verlockendes Angebot für den Thomas Schmid: Du bekommst von mir ein „Schmidlwutz" ..., ähm „Beidlbild" und ich das erste Interview, wenn die ÖVP abgeurteilt ist, versprochen?

„2500 Penis-Fotos auf Handy von Kurz-Intimus"
(blick.ch, 15. April 2021)

Während wir uns weiterhin vom Wesentlichen ablenken lassen und uns intensiv mit „Beidlschupfern" und anderen Skandalen beschäftigen, werden auf der anderen Seite bereits fleißig Zelte aufgebaut, für die ganzen armen und unbegleiteten „minderjährigen" männlichen Flüchtlinge. Kritisieren darf man das natürlich nicht. Wer sich traut, kritische Fragen zu stellen, wird schneller in die „Rassismus-Lade" gesteckt, als ihm lieb ist. Abgesehen davon, dass die

„minderjährigen und unbegleiteten" Flüchtlinge ihre Frauen und Kinder größtenteils daheim im Chaos gelassen haben, sind sie natürlich unbestreitbar „schwer schutzbedürftig". Asche übers Haupt derjenigen, die etwas anderes behaupten.

Eine Frage hätte ich da allerdings noch, Herr Van der Bellen...., Energiekrise hin oder her. Vielleicht hab ich die Ansage in den Nachrichten, dass wir uns keine Sorgen machen sollen, weil die Flüchtlings-Zelte energiesparend wären – weil unbeheizt – akustisch einfach falsch verstanden... Beim letzten Flüchtlingseinmarsch hatten wir ausreichend Quartiere zur Verfügung.

Was denken Sie – bei aller Gastfreundschaft und Energiesparaffinität – passiert, wenn wir den Flüchtlingsstrom unkontrolliert einwandern lassen und in Zelten unterbringen? Womöglich in unbeheizten und wenig komfortablen Zelten? Glauben Sie wirklich, dass das eine optimale Lösung ist?

Wozu brauchen wir überhaupt plötzlich so viele Zeltlager, wenn 2015 bereits zahlreiche andere Lösungen gefunden wurden? Ist die Zahl der unkontrollierbaren Einwanderer diesmal um ein vielfaches höher, Fragen über Fragen?

Ich für meinen Teil lasse meine Tochter jedenfalls nicht mehr gerne unbeaufsichtigt auf die Straße. Und ich vermute, dass ich nicht die einzige Mutter bin, die so denkt.

Beidl und Flüchtlingszelte hin oder her... Eines steht fest: 2022 und 2023 bleiben spannend.

30. Oktober 2022
Die grüne Kamikaze-Politik

Oh du fähiges Österreich! Wir sind beinahe ungeschlagener Testweltmeister und holen uns unbeirrt den vierten Stich eines inzwischen weltweit umstrittenen Genexperiments. Sogar an unseren Babys und Kleinkindern experimentieren wir in der Zwischenzeit herum. Auch wenn Australien nun festgestellt hat, dass dieser Stich ausgesprochen gefährlich sein kann, kümmert uns das nicht weiter. Wir klammern uns nach wie vor mit aller Gewalt an eine längst widerlegte Fake-Plandemie und jammern gleichzeitig im gewohnten Austrian-Style „Weil Corona nervt".

Dass sich Gesundheitsminister Rauch nach wie vor alle Hintertüren offen lässt und den Maßnahmenwahn munter weitertreibt oder König Ludwig in Wien völlig willkürlich mit eigenen Regeln wie ein wütendes Kind um sich wirft, kümmert uns nur peripher. Solange wir momentan die lange Leine und eine vermeintliche Freiheit haben, ist für uns die Welt in Ordnung. Wir sind Papa Staat gerade einfach nur dankbar, dass er so gütig ist, uns gerade mal nicht in einen Lockdown zu schicken und mit beiden

Fäusten auf die Wirtschaft einzudreschen. Wir denken ganz in österreichischer Manier: Solange es nur beim Nachbarn brennt und nicht im eigenen Haus, kratzt es uns nicht.

Für uns Österreicher ist es völlig ausreichend, wenn wir in den sozialen Netzwerken solidarisch und trendabhängig mit „Stay-home"-Buttons, „Ich bin geimpft"-Aufklebern oder wehenden Ukraine-Flaggen in den Profilbildern glänzen. Brav wie wir sind, haben wir bei der letzten Bundespräsidentenwahl den Grünen Wahnsinn gewählt oder mit meinungsloser Wurschtigkeit durch Nichtwählen geglänzt.

Umso mehr wundern wir uns jetzt, warum plötzlich die Flüchtlingszelte wie die Schwammerl aus dem Boden schießen und Österreich hier und dort plötzlich klingt, als wäre man gar nicht zu Hause, sondern eher in einem fernen Urlaubsland. Wie kann das sein? Das wird doch nicht an Van der Bellen und seiner unbremsbaren Willkommenspolitik liegen? Hereinspaziert, immer schön hereinspaziert..., solange die Einwanderungswelle nur ins Haus unseres Nachbarn spaziert und nicht in unser eigenes, ist alles in bester Ordnung, oder?

Eigentlich wüsste Österreich sogar, wie Grenzschutz funktioniert. Allerdings schützen wir nicht unsere Grenzen vor dem Außen, sondern die Exekutive eher die Autobahnauffahrten vor der aufgewachten Bevölkerung, so geschehen diese Woche in der „Flüchtlingszeltstadt" St. Georgen, 200 Polizisten und drei

Hunde gegen den aufgebrachten Rest von Sankt Georgen. Hier ließ die wütende Bevölkerung die anwesenden Politiker bei der Kundgebung gegen den Einwanderungsstrom nur minimal zu Wort kommen. Vor allem als Grüner sollte man in so einem Fall genau nachdenken und wissen, wann es besser ist, den Mund zu halten. Nachdrücklich bei einer Rede zu beteuern, dass es gar kein Einwanderungsproblem gäbe, ist bei so einer Demonstration wohl nicht unbedingt das Optimum.

Sonst passiert es schneller als man schauen kann, dass die verbalen Mistgabeln und Fackeln tief fliegen. Mein Mitleid für das flüchtlingszeltgepeinigte St. Georgen hält sich etwas in Grenzen...

Wie heißt es so schön? Jedes Volk bekommt die Regierung, die es braucht und gewählt hat. Wir haben übrigens auch gesundheitlich nach wie vor selbst die Wahl, was wir mit uns machen lassen. Denn auch wenn Corona nervt, wie wir der Regierungs-Werbung so hörig nachplappern: Recherche und Hirn einschalten sind nach wie vor erwünscht und sogar gefordert in Zeiten wie diesen.

Wir können uns natürlich auch weiterhin entspannen und mit Nachdruck ignorieren, dass rund um uns seltsame Krankheitsbilder und Todesfälle plötzlich und unerwartet rasant ansteigen. Wir können wegsehen, wenn Kathy Perry die Kontrolle während eines Konzertes über ihre Augenlider verliert und vor laufenden Kameras gegen eine halbseitige Gesichtslähmung kämpft. So gesehen in einem Video, das diese Woche viral durchs Netz ging.

Man kann auch ignorieren, dass es bereits Justin Bieber ähnlich ging und selbst seine junge Frau mit undefinierbaren Schlaganfällen kämpft. Es muss uns nicht weiter beschäftigen, wenn Kinder und junge Sportler nach Jugendfesten oder bei sportlichen Wettkämpfen plötzlich tot umfallen. Was juckt es uns, wenn Radiomoderatoren völlig unerwartet während einer Livesendung sterben oder Moderatoren reihenweise vor der Kamera umkippen?

Was kümmern uns Fußballvereine, bei denen plötzlich zahlreiche junge Männer an Hodenkrebs erkranken oder die Onkologie-Stationen generell von massenweisen Turbokrebsfällen berichten? Wieso sollten wir darüber nachdenken, warum rund um uns eigenartige Krankheitsbilder aufpoppen und der neuartige Erwachsenentod plötzlich unerwartete Ausmaße annimmt, wenn Mütter und Väter ihre Kinder nach dem umstrittenen Stich verlieren?

Solange wir nicht hinsehen und in gewohnter Vogel-Strauß-Manier den Kopf in den Sand stecken, sind all diese Probleme nicht vorhanden. Zumindest so lange, bis es plötzlich nicht mehr nur beim Nachbarn brennt, sondern auch im eigenen Haus...

06. November 2022
Daumen nach unten für
Bundeskanzler und Klimakleber

„Mit Links beginnt's" dachte sich Bundeskanzler Nehammer vermutlich, als er – bei seinem Besuch in den Arabischen Emiraten – Österreich bis auf die Knochen blamierte. Dass es in arabischen Ländern als unrein gilt, jemanden mit der linken Hand zu berühren, scheint ihm wohl vor seinem Staatsbesuch niemand gesagt zu haben. So tätschelte er kurzerhand den Präsidenten der sieben Emirate zur Begrüßung mit der linken Hand. Ob dieser grobe Fehler von Noch-Kanzler Nehammer Auswirkungen auf die Lieferzeit der dort für Österreich erbettelten Schiffsladung Flüssiggas hat, ist bis dato noch nicht bekannt. Vielleicht wäre es einfach besser, wenn Österreich seine Rolle als neutrales Land ernst nehmen würde und sich einfach nicht am Wirtschaftskrieg gegen Russland beteiligen würde. Aber, mich fragt ja keiner. Und der Karli wird's schon wissen. Oder?

„*Zur Diplomatie unfähig:*
Kanzler Nehammer tätschelt Sheik
Mohammed mit "unreiner Hand"
(report24.news, 29. Oktober 2022)

Während Bundeskanzler Karli vergangene Woche
nicht so genau wusste, wie er seine Hände richtig
einsetzen hätte sollen, gibt es nun eine Gruppierung,
die sehr genau weiß, was sie mit ihren Händen tut:
Die Klima-Klebeterroristen. Diese haben ihre Vorliebe dafür entdeckt und kleben sich seither regelmäßig in Autohäuser und an öffentlichen Plätzen selbst
fest. Was sie damit genau bewegen wollen, ist mir
nach wie vor ein Rätsel. Für sie scheint der Grund-
satz „Was pickt, das pickt" zu gelten.

Ein Porsche-Händler in Deutschland drehte den kle-
befreudigen Klimafetischisten nach Feierabend kurzerhand Licht und Heizung ab und ließ sie einfach
im Showroom am Boden kleben. In der BMW-Welt in
München klebten sich die radikalen Klimaaktivisten
in und an Autos fest. In einer Talkshow im nieder-
ländischen Fernsehen klebte sich ein Klimaterrorist
selbst am Tisch fest. Während einer Werbepause
wurde dieser samt Tisch einfach abtransportiert.

Dass Superkleber wenig umweltfreundlich ist,
scheint den Klimaterroristen ziemlich egal zu sein.
Dass diese Klebeaktionen auf Kindergartenniveau
nicht nur lächerlich, sondern auch lebensgefährlich

sein können, bewies eine Aktion der Klebe-Terroristen in Berlin. Hier kam es durch eine Straßenblockade zu einer lebensgefährlichen Verzögerung bei einem Rettungseinsatz. Von mir gibt's für die Sinnlos-Aktivisten jedenfalls den Daumen nach unten – als Zeichen meiner „Wertschätzung" für die hirnbefreiten Klebeaktionen.

Viele Daumen nach unten hagelt es derzeit auch für die laufenden Impfkampagnen des Gesundheitsministeriums. Statt endlich für echte Impfaufklärung zu sorgen, verbrennt man mit der nächsten Propaganda-Kampagne das hart erwirtschaftete Steuergeld der Österreicher.

Mit Bildern, von Menschen mit halbseitig heruntergezogenen Mundwinkeln, die stark an Schlaganfallpatienten erinnern und dem Satz „weil Corona nervt", will man die Österreicher zum nächsten umstrittenen Stich drängen. Dass der Großteil der Österreicher der Impfwerbe- und Geldverbrennungsmaschinerie längst die rote Karte zeigt, scheint die Regierenden wenig zu interessieren. Verspritzt und geworben wird, was das Zeug hält - auch wenn die meisten spätestens nach dem dritten Stich endgültig aus ihrem Dauerabo ausgestiegen sind und auch ihre Kinder längst vor diesem Wahnsinn beschützen.

Für viele Daumen nach unten und einer ordentlichen Portion Öl ins Feuer der Spaltung gießen, sorgt nun auch das Bundesministerium für Finanzen mit einer Webseite, auf der der volle Umfang von erhaltenen Coronahilfen vieler Unternehmen aufgelistet ist. Sämtliche Webseitenbesucher haben nun den vollen Einblick, welcher Betrieb in welcher Höhe staatliche Förderungen in der Coronazeit bezogen hat. Böse Zungen behaupten ja, dass nun klar ersichtlich wäre, warum manche den Maßnahmenwahn – angepasst an die Höhe des „Schweigegeldes" – so brav mitgetragen haben.

13. November 2022
Österreich ist abgestumpft

Wir sind abgestumpft! Allesamt! Zumindest fast alle! Es juckt uns nicht mehr, dass beinahe täglich Meldungen auftauchen, in denen von Erwachsenen und Kindern berichtet wird, die zeitnahe zu den Impfungen schwer krank werden oder gar völlig unerwartet versterben. Die Tatsache, dass Herzerkrankungen, Schlaganfälle und Gürtelrose auffällig gestiegen sind, lässt uns kalt. Nicht einmal der Anflug eines Aufschreies ging durch die Bevölkerung, als man die verimpften Medikamente, die nicht einmal den Testlauf im Studienmodus erfolgreich bestanden haben, voll zugelassen hat. Frei nach dem Motto: Eh schon alles egal. Die paar Impfschäden sind verschmerzbar.

Jene, die der Spritze ursprünglich vertraut und dadurch jegliche Lebensqualität verloren haben, deren

Folgeschäden nicht mehr verschmerzbar sind, winken wir als Geisteskranke durch. Ihre gesundheitlichen Schäden werden auf die Psyche geschoben. Bestätigte Impfschäden? Fehlanzeige. Inzwischen sehen wir sogar stumm dabei zu, wie mit neuartigen Impfungen an Ungeborenen experimentiert wird. Wird schon schiefgehen. Wir sind völlig abgestumpft und die meisten wollen schlicht und einfach nicht mehr hinsehen. Die Pandemie ist schließlich und endlich vorbei, oder?

Das bisschen Maske tragen in Arztpraxen und Krankenhäusern wird wohl zumutbar sein. Dass die Schutzwirkung der Masken x-fach widerlegt ist, beschäftigt uns nicht. Selbst an das Nasenbohren mit aussagelosen und höchst giftigen Teststäbchen haben wir uns längst gewöhnt. Wir haben längst resigniert und inzwischen bohren selbst unsere Kinder mehr oder weniger freiwillig in ihren Nasen herum. Dass das möglicherweise schwerwiegende gesundheitliche Folgen nach sich zieht, wollen wir zum jetzigen Zeitpunkt nicht wahrhaben. Wenn wir nicht hinsehen, sind die Probleme nämlich auch nicht vorhanden. Oder?

Da nützt es wohl auch wenig, wenn von engagierten Menschen beeindruckende Pressekonferenzen organisiert werden, in denen Fakten zu möglichen Schäden gnadenlos ehrlich und wissenschaftlich belegt auf den Tisch gebracht werden. Weil es wohl weh täte, den Blick auf das offensichtliche zu richten und wahrzunehmen, was wir nicht sehen wollen.

Denn: Was wir uns nicht ansehen, ist auch nicht da. Oder?

Auch die Armut in Österreich ist ein Problem, das gar nicht vorhanden ist, wenn wir lange genug wegsehen, lieber ein paar Spenden in die Ukraine schicken. Das ist modern. Damit kaufen wir unsere Seelen frei, sind gute Menschen und obendrein auch noch voll im Trend. Dass die Armut in Wahrheit längst direkt vor unserer Haustüre wohnt, wollen wir einfach nicht wahrhaben.

Ich hatte diese Woche Erwin Hehenberger von der Tafel in Wels zum Interview im Studio. Er ist einer von denen, die nicht einfach wegsehen. Er ist einer, der ganz genau hinsieht und wahrnimmt, was die Menschen brauchen. Die Armut in Österreich ist unübersehbar. Mit den steigenden Energiekosten, an denen sich Energiekonzerne schwer bereichern, den steigenden Wohnkosten und Lebenserhaltungskosten, steigt von Tag zu Tag auch die Armut in Österreich.

Während soziale Einrichtungen, wie die Tafel, nahezu ohne Förderungen bleiben und ihr Wirken von minimaler staatlicher Unterstützung und freiwilligen Spenden bestreiten müssen, glänzt die Van der Bellen-Regierung einmal mehr mit Unfähigkeit und Dreistigkeit. Anstatt der Armut in Österreich den Riegel vorzuschieben und für die Bürger da zu sein, konzentriert man sich weiterhin auf die Klimaausrede. Mit beiden Händen verteilt man nun 220 Millionen unseres Steuergeldes zum Wohle des Klimas in Ägypten und bläst Van der Bellen 300.000 Euro unseres hart erwirtschafteten Steuergeldes in den Allerwertesten.

Und Österreich beweist mit seiner schweigenden Zustimmung wieder einmal laut und deutlich: Wenn wir wegsehen, sind die Probleme auch nicht vorhanden, oder?

20. November 2022
Vergeben und Vergessen?

Diese Woche haben wir ein trauriges Jubiläum gefeiert. Wobei, feiern ist der falsche Ausdruck. Denn Feiern hat man uns Ungeimpften genau vor einem Jahr via Verordnung untersagt. Während jene, die sich brav zur Genspritze erpressen haben lassen, das öffentliche Leben und Veranstaltungen genießen durften, hat man uns unbeugsame, gesunde Menschen monatelang vollständig vom öffentlichen Leben ausgeschlossen. Alles, was man uns damals gelassen hat, war die Erlaubnis arbeiten zu gehen, Testpflicht inklusive.

Erinnern Sie sich noch an den Lockdown für Ungeimpfte und den 2G-Wahn? Man hat Kinder ab zwölf Jahren in Geschäften schikaniert, die eigentlich nur einen Radiergummi kaufen wollten. Man hat Mütter ohne Impfpass aus Schuhgeschäften vertrieben, die für ihre Kinder Winterschuhe kaufen wollten. Restaurants haben ihre gesunden Gäste verjagt, weil diese keinen grünen Pass herzeigen konnten... Erinnern Sie sich noch? Ich erinnere mich genau. Ich werde diese Zeit niemals vergessen. Auch wenn sie aktuell mehr als absurd erscheint.

„Schallenberg: „Lockdown für Ungeimpfte" ohne Enddatum"
(vienna.at, 23. November 2021)

Ich werde Ex-Bundeskanzler Schallenberg nicht vergessen, der den Lockdown für Ungeimpfte verkündet hat. Und ich werde Ex-Gesundheitsminister Mückstein nie vergessen, der die Meinung vertritt, dass die Impfung nicht ins Blut geht und sich ebenfalls vehement für den Lockdown für Ungeimpfte und die Impfpflicht ausgesprochen hat. Auch nicht zu vergessen: Ex-Gesundheitsminister Angstschober, der sich stets auf „die nächsten zwei Wochen, die entscheidend sein werden" berufen hat und das Desaster mit selbstgemalten Diagrammen rechtfertigen wollte.

Ex-Bundeskanzler Kurz, dessen spekulativer Kaffeesud-Satz: „Jeder wird jemanden kennen, der an Corona verstorben ist", es einmal durch die Weltpresse geschafft hat. Wir werden Ex-Finanzminister Blümel nicht vergessen, der seine Frau im Zuge einer Hausdurchsuchung mit dem Laptop im Kinderwagen spazieren geschickt hat. Und wir werden Kurz-Freund Schmid nicht vergessen, der auf seinem Firmenhandy eine beeindruckende Sammlung an Beidlbildern gepflegt hat.

Auch wenn man uns nun einreden will, dass es Zeit wäre zu verzeihen und zu vergessen... Wir werden niemals vergessen. Und vor dem Verzeihen fehlt immer noch das: „Es tut mir leid", von jenen, die uns kritisch Denkende und Ungeimpfte nun seit mehr als zwei Jahren schikanieren.

Aktuell sieht es nicht aus, als würde uns irgendjemand von den Verantwortlichen ernsthaft um Verzeihung bitten. Wir befinden uns eher an jenem Punkt, an dem wir Kritiker, kritische Wissenschaftler, Ärzte, Anwälte, usw. längst bewiesen haben, dass wir immer recht haben. Wir befinden uns immer noch an jenem Punkt, an dem man die fragwürdige Gen-Impfung weiterhin um jeden Preis unters Volk bringen möchte. Impfschäden werden weiterhin ignoriert. Man setzt weiterhin auf fehlerhafte und giftige Tests, auch wenn längst bekannt ist, dass diese für den Einsatz am gesunden Menschen weder geeignet noch zugelassen sind. Man setzt nach wie vor auf den Gehorsamsfetzen, der nachgewiesenermaßen mehr schädigt als schützt. Man setzt immer noch auf das falsche Pferd. Von Einsicht und Vergebung sind wir also weit entfernt. Auch wenn erste Politiker und Mainstream-Medienvertreter bereits merklich um ihre Köpfe fürchten, die – bildlich gesprochen – irgendwann rollen werden.

Nein, den Ball des Verzeihens lassen wir selbst denkende Menschen uns jetzt noch nicht zuspielen. Der kommt erst zum Schluss. Erst dann, wenn jeder Obrigkeitshörige draufgekommen ist, dass er jemanden kennt, dem er in den letzten drei Jahren Unrecht getan hat. Und ich rede nicht nur von den Politikern, die Fehlentscheidungen getroffen haben. Ich rede von Richtern, die Fehlentscheidungen bestätigt haben, von Polizisten, die diese Fehlentscheidungen exekutiert haben. Ich rede von Lehrern, die ihre Schüler schikaniert und von Eltern, die ihre Kinder nicht vor dem Wahnsinn beschützt haben. Ich rede von Zugbegleitern, die ihre Fahrgäste mit Masken gequält haben und das zum Teil immer noch tun, von Unternehmern, die ihre Kunden im Namen des vorauseilenden Gehorsams aus ihren Geschäften geworfen haben, von Nachbarn, die ihr Gegenüber denunziert und angezeigt haben, von Gastronomen, die dem grünen Pass gesunde Gäste geopfert und diese verjagt haben.

Ich rede von all jenen, die mitgemacht haben. Die Ausrede, dass wir es nicht gewusst hätten, zieht nicht in einer Zeit, in der man alles stets zu jedem Zeitpunkt googeln konnte. Wir alle haben immer gewusst, was schiefläuft. Und wegsehen gilt nicht als Ausrede. Ihr, die ihr mitgemacht oder weggesehen habt, wollt Vergebung? Ihr wollt, dass wir vergessen, wie ihr uns behandelt habt? Dann lernt zuerst, uns um Verzeihung zu bitten.

Wir alle wurden in den vergangenen drei Jahren Zeugen davon, wie leicht es ist, Menschenmassen zu manipulieren und haben „die Welle" live miterlebt. Wir alle haben uns unseren Platz in diesem Spektakel gesucht. Die einen haben weggesehen, während die anderen aktiv und begeistert mitgemacht haben. Und wir anderen haben euch seit Beginn dieser dunklen Zeit gewarnt.

Jetzt ist nicht die Zeit des Vergessens. Jetzt ist die Zeit der Aufarbeitung. Und erst, wenn die letzten Maßnahmen gefallen sind, der letzte Mensch aufhört mitzumachen, erst, wenn der letzte Impfschaden aufgearbeitet und der letzte Verbrecher dieser Zeit vor Gericht für seine Taten zur Verantwortung gezogen wurde, erst, wenn ihr euer Handeln bereut und zur Einsicht gekommen seid, erst dann dürft ihr uns um Vergebung bitten.

27. November 2022
Klimakleber müsste man sein

Wäre man ein Klimakleber, wären viele Dinge um einiges einfacher. Dann hätte man Spirituosenkenner Kogler als Schutzpatron und würde bis aufs Blut von seinen flammenden Reden vor dem Parlament verteidigt. Meine Empfehlung am Rande wären zwei, drei Glaserl weniger vor den Sitzungen und parallel dazu eine Runde Sprechtraining, um die energiegeladenen „gscherten" Reden noch ein wenig auszudeutschen.

Auch wenn Noch-Kanzler Nehammer einst angekündigt hat, dass „da nur mehr Alkohol und Psychopharmaka helfen", so mutet es doch mehr als peinlich an, dass man sich inzwischen sogar schon im Parlament nach Koglers Spiegel erkundigt. Dass unser Polit-Spektakel längst mehr als peinlich ist, scheint viele Österreicher nicht weiter zu kümmern. Während man solche Mitarbeiter in der freien Wirtschaft wohl längst fristlos gekündigt hätte, werfen wir den unfähigsten Angestellten des Volkes, die man sich vorstellen kann, weiterhin mit beiden Händen unser Steuergeld in den Rachen.

Mit seiner Meinung, dass man Klimakleber nicht als Terroristen bezeichnen dürfe, schrammt der werte Herr Kogler kilometerweit an der Volksmeinung vorbei. Wie sonst, wenn nicht als Terroristen, sollte man Menschen bezeichnen, für die Sachbeschädigung und Zerstörung an der Tagesordnung stehen, die für ihren Aktionismus sogar über Leichen gehen? Während sich viele Österreicher längst dieselbe Frage, wie FPÖ Generalsekretär Michael Schnedlitz stellen, ob der Kogler „angsoffn" ist, dulden Politik und Exekutive weiterhin die untragbaren Übergriffigkeiten der Klebeterroristen.

„Kogler hält im Parlament
Wutrede für die Klima-Kleber"
(oe24.at, 17. November 2022)

Auch in Linz treibt die „Letzte Generation", wie sich die Klebeterroristen nennen, nun bereits ihr Unwesen. Vergangenen Montag wurde der Frühverkehr in Linz/Urfahr massiv durch einen Sitzstreik der Klebefanatiker blockiert.

Bei einem Großteil der Bürger stoßen die trotzigen Klebeaktionen auf Unmut. Ebenso wie der hilflos anmutende Einsatz der Exekutive, die die Straßenblockade nur langsam und zaghaft aufgelöst hat, anstatt mit der nötigen Härte, die man bereits von den harmlosen Corona-Demonstrationen gegen unbescholtene Bürger kennt, durchzugreifen. Wie es scheint, wird wieder einmal mit zweierlei Maß gemessen. Im Namen des Klimas scheint jedenfalls alles erlaubt zu sein.

Stellen Sie sich vor, ich würde während einer Rede des WKO-Präsidenten bei einer Pressekonferenz auf die Bühne stürmen, um ein flammendes Statement über die Vernichtung der Wirtschaft durch die Sinnlos-Covidmaßnahmen an die Mainstream-Medien heranzutragen. Wie lange würde es wohl dauern, bis man mich in Handschellen aus dem Raum abführt? 5 Minuten? 10 Minuten? Jedenfalls würde man wohl kaum mit mir in Diskussion gehen und sich anschließend für meine Wortmeldung bedanken, wie dies bei den Klimaaktivisten in Wien der Fall war, die die Bühne während einer Pressekonferenz gekapert haben.

Für mich sind jedenfalls ein paar wichtige Fragen offen: Warum lässt man solche Aktionen ungestraft durchgehen? Wieso greift man Klimaterroristen mit Samthandschuhen an, anstatt hart gegen deren gesetzwidriges Verhalten vorzugehen? Warum berichtet der Mainstream Klimaaktivisten-freundlich und nennt diese nicht einfach beim Namen als das, was sie sind, nämlich als kriminelle Klimaterroristen?

Ist das die Vorbereitung auf den nächsten Teil der Agenda, auf eine Klimadiktatur, bei der man als Vorspiel gerade grüne Schergen und Terrorzwerge losschickt, um das Volk aufzuwiegeln? Wie lange dauert es, bis man uns auch in Österreich ein „Energiesicherungsgesetz" wie in Deutschland aufzwingt, das empfindliche Eingriffe durch den Staat auch im Privatbereich legalisiert?

Und vor allem frage ich mich eines: Wie lange wird es diesmal dauern, bis jener Teil der Bevölkerung munter wird, der immer noch überzeugt ist, dass die Welt in bester Ordnung ist?

04. Dezember 2022

Wenn der Aluhut besser funktioniert als die Maske

Gefährder! Corona-Leugner! Maskenverweigerer! Impfverweigerer! Schwurbler! Nazis! Lauter Rechtsextreme Verschwörungstheoretiker! Aluhutträger!

Erinnern Sie sich an die vielen netten Begriffe und Wortkreationen, die man in den vergangenen, inzwischen fast drei Jahren für uns Kritischdenkende gefunden hat? Ich bin sicher, diese Liste ließe sich endlos fortsetzen. Schon immer in der Geschichte hat man Menschen, die selbst und anders gedacht haben, beschimpft, denunziert und am Abstellgleis platziert. Und wenn im Nachhinein aufgekommen ist, dass die Andersdenkenden vielleicht doch recht hatten, ist man einfach auf den „wir konnten das ja alle nicht wissen"-Zug aufgesprungen.

Denselben Weg versucht man jetzt gerade wieder einzuschlagen. Nur, dass wir es diesmal bestimmt nicht gelten lassen. Denn jeder, der es sehen wollte, konnte es zu jedem Zeitpunkt wissen, nachlesen, erkennen und begreifen, absolut jeder, in einer Zeit der digital leicht zugänglichen Informationsmöglichkeiten, wirklich absolut jeder.

Ich selbst war seit Tag Null der Plandemie skeptisch. Ich habe gezweifelt, recherchiert und Dinge hinterfragt. Ich habe Verordnungen ernsthaft in Frage gestellt. Und ich war zu jedem Zeitpunkt bereit, Fehler zuzugeben, falls ich mich getäuscht haben sollte, mich dafür zu entschuldigen, wenn ich jemandem mit meiner Meinung Unrecht getan hätte.

Ich habe die letzen fast drei Jahre immer wieder innegehalten und reflektiert, überprüft, ob ich und meine Meinung noch richtig stehen. Bis heute haben meine recherchierte Meinung und mein Bauchgefühl recht behalten. Jetzt ist es an der Zeit für jene, die mich und andere Kritisch-Denkende massiv denunziert, vom öffentlichen Leben ausgeschlossen und beschimpft haben, ihre Meinung zu überprüfen, Fehler zuzugeben, sich um Wiedergutmachung zu bemühen, in der Familie, im Job, im öffentlichen Leben. Eigene Fehler zuzugeben ist schwer. Aber es ist der erste Schritt aus der Spaltung heraus. Und vor allem der einzig mögliche Schritt.

Inzwischen wissen wir alle: Die Masken hatten niemals auch nur annähernd eine gesundheitlich relevante positive Wirkung. Im Gegenteil, sie waren immer wirkungslos und gesundheitsschädlich. Auch die sogenannten Impfungen haben niemals auch nur ansatzweise gehalten, was man uns versprochen hat. Im Gegenteil, sie haben das Immunsystem von Milliarden Menschen auf diesem Planeten nachhaltig zerstört und niemals bewirkt, was man uns vorgegaukelt hat, niemals. Lockdowns, Abstand, soziale Distanz... All diese Dinge haben der Bevölkerung massiv geschadet, mentale, gesundheitliche und wirtschaftliche Schäden verursacht, die nie wieder gutzumachen sind. Und die Politik ist nach wie vor damit beschäftigt, ihre eigene Haut zu retten und schwarzer Peter zu spielen.

Man weiß ziemlich genau: Den letzten beißen die Hunde. Wer Fehler zuerst zugibt, bringt einen Stein ins Rollen, der sämtliche Köpfe kosten wird. Und so versucht jeder, seine eigene Haut zu retten und die Wahrheit unter Verschluss zu halten.

Diese Woche habe ich mich mit einem jungen Mann unterhalten, der sich dreimal hat impfen lassen, aus Solidarität, wie er gemeint hat, und weil er nicht an Corona erkranken wollte. Inzwischen ist er von der Impfung nicht mehr überzeugt. Den vierten Stich holt er sich nicht mehr. Es ist schwer, zuzugeben, dass man sich drei Jahre lang hat täuschen lassen und bei einem Schauspiel, vergleichbar mit „des Kaisers neue Kleider" mitgespielt hat. Selbsterkenntnis tut weh. Als ich ihn gefragt habe, ob er sich zumindest ein kleines bisschen von unserer Politik verarscht vorkommt, die uns alle – Geimpfte und Ungeimpfte – wissentlich drei Jahre getäuscht hat, konnte er diese Frage absolut bejahen, immerhin, Selbsterkenntnis, spät aber doch.

Auch ich, für meinen Teil, habe in den vergangenen drei Jahren viele Erkenntnisse gewonnen. Ich habe erkannt, dass der Aluhut besser gewirkt hat, als die Maske. Ich habe erfahren, dass sich manchmal verfahrene Wege trennen müssen, um Platz für Neues zu machen. Oberflächliches hat für Wertvolles Platz gemacht. Ich bin zwar nicht rechtsextrem, aber ich habe extrem oft recht.

Wenn ich die aktuelle Definition von Links betrachte und analysiere, sehe ich Links eher als Schandfleck. Ich finde weder die linksradikale Antifa attraktiv, die ungestraft Österreichfahnen verbrennt und mit Plakaten herumläuft auf denen steht: „Wir impfen euch alle!", noch empfinde ich es als richtig, wenn man kleinen Kindern einredet, dass sie nicht mehr männlich oder weiblich, sondern plötzlich divers wären. Wenn man ihnen vorgaukelt, dass Unsicherheiten mit folgenschweren Geschlechtsumwandlungen lösbar wären, anstatt sie als männliches oder weibliches Individuum zu stärken. Das ist eine absolute Entwurzelung und Schwächung für eine Generation, die man stattdessen eigentlich auffangen und stabilisieren sollte.

Auch die Verschandelung unserer Sprache mit Gender-Kauderwelsch tut mir in der Seele weh... Wir zerstören gerade einen wichtigen Teil unserer Kultur. In meiner Welt gibt es keine „Elternmilch". In meiner Welt gibt es biologisch erwiesen Frauen und Männer. Und es ist immer noch Aufgabe der Mütter, Kinder zu bekommen und die Aufgabe der Väter, bei der Zeugung mitzuwirken.

Während ich dafür bin, dass die Welt bunt sein darf und kulturelle Vielfalt herrschen darf, bin ich absolut dagegen, dass wir Tür und Tor unkontrolliert öffnen, dagegen, dass wir sogenannte unbegleitete minderjährige Männer unüberprüft einwandern lassen, die gesellschaftlich nicht eingliederbar sind, jene, die möglicherweise gewaltbereit sind und unsere Töchter belästigen.

Für mich gibt es kein Blacklive-matters, sondern ein klares all-live-matters. Ich bin ebenso gegen die linke Klimadiktatur und Superkleberfanatiker, die mit echtem Umweltschutz und Nachhaltigkeit genau gar nichts zu tun haben, die wieder nur der Unterwerfung der Bevölkerung dient und weitere Zwangsmaßnahmen mit sich bringt.

Ich könnte die Liste dessen, warum ich dieses Scheinheilig-Linke ablehne, endlos fortsetzen. Während ich mich vor Corona unwissend in der Mitte von links und rechts eingeordnet habe und offen für vieles war, sehe ich mich nun als rechts-konservativ, weil ich Werte wie Heimatliebe, Familie und die Wahrung unserer Traditionen hochhalte, weil ich es wichtig empfinde, die Wurzeln eines Volkes zu schützen, weil ich die Wahrung unserer Kultur als wertvoll empfinde.

Gerade deswegen, weil ich stolz darauf bin, Österreicherin zu sein, ist es mir ein besonderes Anliegen, jenes zu schützen, was uns ausmacht. Und wenn es der Aluhut ist, der uns die Augen für die echten Werte unserer Zeit öffnet, dann trage ich diesen mit Stolz. Denn eines ist sicher: Der Aluhut hat in diesen Zeiten besser funktioniert, als Maske und Gehorsam.

11. Dezember 2022
Wien am Tiefpunkt
„Boosta"- Kampagne fördert
Gewalt gegen Ungeimpfte!

Wie man die Hetze gegen Ungeimpfte ins Unermessliche steigern kann, zeigt nun Wien wieder einmal ganz deutlich. Wiens roter Gesundheitsstadtrat Hacker hat mit seiner mehr als fragwürdigen „Boosta"-Kampagne einmal mehr klar bewiesen, dass der Impfwahn den Hausverstand längst abgelöst hat.

Man nehme 45.000 Euro Steuergeld, ein blaues grantig dreinschauendes Spritzenkostüm „Boosta", ein paar Statisten und eine Werbeidee, die offenkundig nur im Vollrausch entstanden sein kann. Anders kann ich mir als Werbefachfrau die Boosterkampagne, die mit nicht einmal 290 Followern auf TikTok völlig gefloppt ist, nicht erklären.

„Boosta"-Spots der Stadt
Vielen geht das G'impfte auf"
(heute.at, 30. November 2022)

Außer wütenden Bürgern und Spesen nichts gewesen, könnte man es in einem Satz auf den Punkt bringen. Etwas anderes kann man von einem impf- und maskenwütigen Gesundheitsstadtrat - über dessen desolates Aussehen sich seine Kritiker regelmäßig lustig machen - kaum erwarten. Im Zuge der mehr als grindigen Kampagne schickt man den gewalttätigen Spritzenterroristen „Boosta" auf die ungeimpfte Bevölkerung los. In den Werbevideos greift das Spritzenmonster nicht nur eine junge Frau mit Migrationshintergrund im Büro an, sondern schleift auch noch zwei junge Männer an den Ohren in die U-Bahn und weiter zum leer stehenden Impfzentrum. Der Gipfel der Doppelmoral: Zeitgleich fährt die SPÖ Wien eine Kampagne gegen Gewalt an Frauen.

Während die Psychospritze in diesem Video völlig vergisst, dass Wien seine Einwohner immer noch mit der Maske schikaniert und mit den beiden Ungeimpften maskenlos U-Bahn fährt, lässt man ihn in einem weiteren Video eskalieren. Hier greift er einen maskenlosen U-Bahngast an und stülpt ihm seinen Rucksack gewaltsam über den Kopf.

Böse Zungen behaupten, dass diese kranke Werbekampagne den geistigen Zustand der Wiener Häuptlinge widerspiegelt. Eine Entschuldigung der Verantwortlichen für die gewaltfördernde Kampagne gab es bis dato nicht. Dass Hacker das Lachen und die Lust auf zweifelhafte Impfwerbung vermutlich bald vergehen wird, steht fest wie das Amen im Gebet.

Aktuell melden sich immer mehr Impfgeschädigte aus ganz Österreich, die offen über Nebenwirkungen und massive gesundheitliche Schäden sprechen. Während die Politik noch verzweifelt versucht, all diese Fälle unter den Teppich zu kehren, kocht der Kelomat längst über. Ärzte, die zum jetzigen Zeitpunkt noch Geld mit dem umstrittenen Stich verdienen und Politiker, die diesen mit fragwürdigen Kampagnen bewerben, dürfen sich warm anziehen. Denn, wenn die Geimpften begriffen haben, dass sie belogen und betrogen wurden und die wütenden Impfgeschädigten ihre Stimmen erheben..., dann wirkt daneben vermutlich auch ein gewalttätiges Spritzenmännchen wie ein harmloses Kuscheltier...

18. Dezember 2022
Ihr seid Helden!
Danke, dass ihr durchgehalten habt!

Ihr seid die Helden unserer Zeit. Und ihr seid viele. Ihr habt durchgehalten und nicht mitgemacht. Aufgeben war für euch nie eine Option. Ihr seid unbeirrbar, nicht erpressbar und unbestechlich. Es ist eure Kraft, die die Welt jetzt braucht!

Nein, ich spreche nicht von den Chinesen, die von den österreichischen Politikern paradoxerweise gerade als Helden gefeiert werden, weil sie sich gegen ihr Zero-Covid-Regime auflehnen, eigentlich verwunderlich, dass man diese als Helden sieht, während man die österreichische und deutsche Bevölkerung zum Teil auf Corona-Maßnahmen-Demos niedergeknüppelt hat, um genau diese Auflehnung zu verhindern. Vielleicht brauchen wir bei den nächsten Kundgebungen einfach nur ein paar mehr Chinesen, um endlich ernst genommen und gesehen zu werden.

Ich spreche von den wahren Helden unserer Zeit, jenen, die Rückgrat und echte Werte bewiesen haben, von Ärzten, die den hippokratischen Eid ernst nehmen und im Sinne ihrer Patienten handeln, jenen, die sich auch durch den politischen Druck und rechtliche Konsequenzen nicht vom rechten Weg abbringen lassen, danke an alle mutigen Ärzte, die wirklich für die Menschen da sind! Danke an all jene, die Gesicht zeigen und die Wahrheit aussprechen und danke an die Ärzte, die im Verborgenen für ihre Patienten da sind. Ihr wisst, was und wen ich meine.

Danke an alle Wissenschaftler, die sich auch durch Druck und Drohung nicht von der Wissenschaft abgewandt haben! Danke, dass ihr für die Wahrheit kämpft und der einseitig diktierten Propagandawissenschaft Einhalt gebietet! Ihr seid meine Helden!

Danke an alle Anwälte, die sich für die Wahrheit einsetzen und für ihre Klienten und die Gerechtigkeit kämpfen. Danke an euch, die ihr seit fast drei Jahren für unsere Grundrechte und gegen den juristischen Bankrott kämpft

Danke an alle Lehrer und Schuldirektoren, die für ihre Schüler einstehen! Danke an jene, die sich gegen die kinderseelenzerstörenden Maßnahmen stellen! Danke an euch Pädagogen, die ihr für die Kinder und ihre Ängste in dieser dunklen Zeit da wart!

Danke an alle Eltern, die aufgestanden sind, ihre Stimme erhoben haben und für ihre Kinder gekämpft haben! Danke, dass ihr hingesehen statt weggesehen habt und eure Kinder wie Löwenmamas und Löwenpapas beschützt!

Danke an meine Tochter, an alle Töchter und Söhne, die ihr den Einsatz eurer widerständigen Eltern in dieser dunklen Zeit stets mitgetragen habt. Danke an euch, die ihr Denunzierungen in Klassen und Schulbussen wegen fehlender Masken und fehlendem Impfstatus ausgehalten und trotzdem nie aufgegeben habt! Ihr seid meine besonderen Helden!

Danke an alle Unternehmer, die für ihre Mitarbeiter und Kunden eingestanden sind! Obwohl man euch mit wirtschaftlichen Nachteilen bedroht hat und ihr vielleicht sogar negative Konsequenzen tragen musstet, habt ihr eure Werte niemals vergessen! Danke an euch, die ihr die evidenzfreien Maßnahmen nicht einfach blind umgesetzt und beim Diskriminierungswahn nicht mitgemacht habt.

Danke an alle Aufklärer, Demoorganisatoren und Demobesucher, die ihr euch den Mund niemals verbieten habt lassen. Ihr habt stets eure Werte vertreten und eure Mitmenschlichkeit niemals verloren. Nicht einmal unter härtestem Druck und bösesten Denunzierungen habt ihr aufgegeben!

Danke an all jene, die trotz massivem Druck immer noch im Gesundheitssystem standhaft bleiben, an euch, die ihr dem Impfzwang getrotzt habt und für eure Patienten in einer harten Zeit stark seid!

Danke auch an all jene, die Stärke bewiesen haben, indem sie Fehler bald genug eingesehen und zugegeben haben. Danke an euch, die ihr durch die Corona-Impfungen gesundheitliche Schäden erlitten habt und euch mit eurer Geschichte an die Öffentlichkeit wagt, ungeachtet der bösen Kritiken. Ihr seid es, die diesen Impfwahn stoppen könnt!

Ach... Die dunklen Zeiten sind noch gar nicht vorbei? Ich weiß!

Gleichzeitig braucht es auch zwischendurch ein „Danke" an all jene, die sich tagtäglich für das Wahre und das Gute einsetzen! Es wird viel zu wenig „Danke" gesagt

DESHALB:

Danke an euch alle, die ihr bis jetzt durchgehalten habt und euch auch weiterhin für die Gerechtigkeit, die Wahrheit und eure Werte einsetzt!

Ihr seid meine Helden!

25. Dezember 2022
Oh du Fröhliche!

Wie war Ihr Weihnachtsfest? Ich hoffe, Sie können
die Weihnachtsfeiertage im Kreise Ihrer Liebsten
genießen und haben Ihren Weihnachtsfrieden für
heuer gefunden! Oder geht es Ihnen wie mir und Sie
sind besonders nachtragend? Die Weihnachtsmärk-
te habe ich für meinen Teil heuer jedenfalls vollständig ausgelassen...

Erinnern Sie sich noch an Weihnachten 2021? An
die Zeit, in der man gesunde Menschen wie Sie und
mich vom öffentlichen Leben ausgeschlossen und
erklärt hat, dass es gefährlich wäre, uns Ungeimpfte zum Familienfest einzuladen? An die Zeit, in der
man uns mit Securities von den Weihnachtsmärkten
ferngehalten hat, weil wir keinen QR-Code vorweisen
wollten und konnten?

„Corona und Weihnachten:
„Ungeimpfte sollen gar nicht feiern":
Malu Dreyer sorgt für Aufsehen"
(fr.de, 19. Dezember 2021)

Man könnte bequem sein und alles auf „ja, damals

war das halt einfach so" schieben. Gleichzeitig ist die Weihnachtszeit die Zeit der Besinnlichkeit, in der wir uns auf die wesentlichen Werte besinnen sollten, zum Beispiel auf den Wert der Familie, den man 2021 mit Füßen getreten hat, indem man den Menschen geraten hat, ungeimpfte Familienmitglieder – Eltern, Geschwister, Kinder – doch einfach vom Familienfest auszuladen, weil diese angeblich gefährlicher waren als jene, die den politischen Anweisungen Folge geleistet haben.

„Weihnachten für Ungeimpfte wird laut Kanzler „ungemütlich"
(sn.at, 11. November 2021)

Wir sollten uns auf den Wert jedes einzelnen Menschen besinnen. Wir alle sind gleich viel wert. Weihnachten 2021 war nur ein gewisser Teil der Bevölkerung etwas wert. Den anderen Teil hatte man hochoffiziell zum gesellschaftlichen Abschuss und zur Denunzierung freigegeben.

Erinnern Sie sich noch an die Lockdowns für Ungeimpfte und den 2G Wahnsinn? Dass dieser immer noch existiert, haben wir inzwischen weitestgehend ausgeblendet. Es gibt immer noch Jobs, die unabhängig vom aktuellen Verordnungswahnsinn 2G voraussetzen.

Besinnen wir uns auf den Wert des sozialen Miteinanders und der gegenseitigen Akzeptanz. Erinnern Sie sich noch an die wahnwitzigen Personenbeschränkungen der vergangenen zwei Jahre, mit denen man uns vorschreiben wollte, mit wie vielen Menschen wir uns treffen dürfen oder auch nicht?

Erinnern Sie sich noch daran, dass man uns aufgetragen hat, unsere Lieben im Altersheim alleine zu lassen und daran, dass wir auch dazu gezwungen wurden, viele von ihnen auch alleine sterben zu lassen? Dem Schutz der Gesundheit zuliebe...

Besinnen wir uns auf den Wert der freien Meinungsäußerung, den man nun seit fast drei Jahren erfolgreich so klein wie möglich hält und unterdrückt, an die politischen, medialen und verbalen Angriffe auf jene Menschen, die vor all diesem Wahnsinn laut gemahnt haben...

Wir alle wünschen uns nichts mehr, als dass endlich wieder Frieden einkehrt, dass die Welt endlich wieder normal wird, dass die Menschheit endlich ihren Hausverstand wiedergefunden hat.

Ich darf Sie beunruhigen, für all jene, die die Ereignisse der vergangenen Jahre hinterfragen, für jene, die während Corona aufgewacht sind und für jene, die gerade einmal damit beginnen ein mulmiges Gefühl im Bauch zu spüren und die Punkte noch nicht verbinden können... Es wird nie wieder wie früher, nie wieder. Wir haben die Wahl. Wir können hinsehen oder wegsehen. Wir haben auch die Wahl, ob wir nachtragend oder versöhnlich sind. Ich für meinen Teil bin zwar versöhnlich, jedoch werde ich niemals vergessen, wie man uns in den vergangenen drei Jahren gespalten und denunziert hat, niemals.

Meine ganz besondere Abneigung gilt in diesen christlichen Feiertagen dem Papst. Während er völlig vergisst, dass es weltweit unglaublich viele Menschen gibt, die sich gerade das tägliche Leben nicht mehr leisten können und verarmen, entblödet er sich nicht, den Menschen an Weihnachten Bescheidenheit aufzutragen und rät, ihr hart Erspartes in die Ukraine zu spenden, und das, wo niemand so genau weiß, wo die Spenden dort wirklich landen. Wie kommt er dazu, ein einziges Land zu bevorzugen? Möge er sich die Ukraine am besten direkt in seine heiligen Hallen in den Vatikan holen. Dann hätten wir dieses Problem auch gelöst.

Ich, für meinen Teil, unterstütze lieber regionale Projekte. Heuer haben wir beispielsweise für die Welser Tafel Weihnachtspackerl gesammelt, für jene Menschen, die sich das tägliche Leben bereits jetzt nicht mehr leisten können.

Wir müssen nicht immer weit über den Tellerrand schauen, um Probleme zu erkennen, zum Beispiel Armut, Einsamkeit und Depression. Können Sie sich vorstellen, wie viele Menschen Weihnachten heuer alleine feiern mussten? Weil sich Familien in den vergangenen drei Jahren so zerstritten haben, dass sie sich nicht mehr in die Augen sehen können? Weil Beziehungen an der Spaltung zerschellt sind, die nicht mehr reparierbar sind? Weil heuer unglaublich viele Menschen geliebte Familienangehörige plötzlich und unerwartet verloren haben? Wir können hinsehen und wir können wegsehen. Wir haben die Wahl.

Ich für meinen Teil habe meinen einzigen Punsch heuer lieber auf der „Gemeinsam statt Einsam"-Versammlung in Linz in Gesellschaft vieler großartiger Menschen genossen. Dort war nämlich mehr Weihnachtsfrieden und Weihnachtsstimmung spürbar, als auf allen überlaufenen, einst 2G-fanatischen und diskriminierenden Christkindlmärkten zusammen.

Und nun darf ich Sie – erfüllt von echtem Weihnachtsfrieden und positiv gestimmt, dass das Gute in den Menschen doch noch existiert – in die letzten Tage eines turbulenten 2022 und einen hoffentlich friedvollen Start in ein aufregendes 2023 entlassen!

Ich bedanke mich bei allen Lesern für Ihre Treue und begleite Sie natürlich auch im kommenden Jahr wieder mit meinen Artikeln und Wochenkommentaren.

Und eines ist so fix wie das Amen im Gebet: Auch 2023 wird spannend. Bleiben Sie wach!

01. Jänner 2023
Das Ende des dritten Coronajahres

Mit der vergangenen Woche hat nicht nur das turbulente dritte Coronajahr geendet, sondern hochoffiziell auch die Plandemie. Verkündet wurde dieses Ende durch niemand geringeren als Drosten, einen der engagiertesten Ursprungspaniktreiber.

Aus, Schluss, vorbei! Jetzt ist es offiziell, nicht dass nicht auch schon diverse österreichische Politiker irgendwann versehentlich das Ende einer Pandemie, die niemals so stattgefunden hat, wie man es uns verkaufen wollte, ausgesprochen hätte. Aber jetzt, wo es auch der Master of Panik alias Drosten hochoffiziell verkündet hat, könnte man nun schleunigst alle Maßnahmen beerdigen, restlos und endgültig. Ob das auch dem Wiener Häuptling und seinen Coronajüngern gefällt, ist bis dato noch unklar. Wobei ich mir wirklich die Frage stelle, ob wir Wien nicht ohnehin längst im Feldzug der Dummheit verloren haben. Anders ist das Corona-Spritzenmaskottchen – genannt Boosta und die Rausch-Impfwerbung schon lange nicht mehr erklärbar. Manchmal frag ich mich auch, ob die Masken bei den Wiener Nachbarn nicht ohnehin längst schon im Gesicht festgewachsen sind...

„Virologe Drosten:
„Pandemie ist vorbei"
(wienerzeitung.at, 26. Dezember 2022)

Apropos Beerdigung. Geht es nur mir so, dass rund um mich viel zu viele Menschen plötzlich und unerwartet sterben oder kennen Sie da auch ein paar Fälle? Alleine in meinem Bekanntenkreis haben sich ein paar verabschiedet – weit unter 50, könnte natürlich an der Klimaerwärmung liegen, oder am Weihnachtsstress, oder an der Silvestervorfreude, oder an den Kriegen in fernen Ländern.

Vielleicht aber auch nicht, vielleicht spielt sich vor unseren Augen gerade ab, wovor hoch angesehene Ärzte und Professoren längst gewarnt haben, vielleicht entfaltet der angeblich rettende Piks nun seine volle Wirkung. Während die chinesische Diktatur inzwischen ihre Coronatoten-Zählweise bereinigt hat und draufgekommen ist, dass es so gut wie keine echten Coronatoten gibt, weigert man sich hierzulande noch beharrlich, eine vernünftige Zählweise anzunehmen – in jeglicher Hinsicht.

Man unterscheidet immer noch nicht zwischen an und mit Corona verstorben. Man zählt keine möglichen Impftoten. Man zählt keine möglichen Impfschäden. Man bemüht sich, den Deckel des Verschweigens so fest wie möglich auf den Druckkochtopf zu pressen, obwohl dieser schon unüberhörbar laut pfeift und uns vermutlich demnächst auch um die Ohren fliegen wird.

Vielleicht sind noch ein paar Verträge mit der Pharmaindustrie offen, die man unbedingt vor dem großen Knall erfüllen möchte. Vielleicht haben manche immer noch nicht genug Geld mit Tonnen von Plastikmüll in Form von Masken und hochgiftigen Coronatests verdient. Wer weiß das schon so genau.

Fest steht: Das Karma wird nicht ewig schweigen. Und am Ende werden sich alle mit den Geistern auseinandersetzen dürfen, die sie riefen.

Ich für meinen Teil wünsche uns allen einen entspannten Start in ein turbulentes Jahr 2023.

Wichtig ist jetzt vor allem eines, dass wir wach bleiben und dass wir in unserer Mitte bleiben. Der Rest wird sich von selbst erledigen und am Ende setzt sich die Wahrheit durch.

Vielleicht noch eine Empfehlung am Rande – nur für den Fall, dass Sie das nicht ohnehin bereits tun: Besorgen Sie sich und Ihren Kindern ein Tagebuch und schreiben Sie Ihr Erleben dieser spannenden Zeit nieder. Auch wenn uns manches untragbar und viel zu turbulent erscheint. Wir sind die Zeitzeugen, die mittendrin statt nur dabei waren.

NACHWORT

Ich weiß nicht, wie es Ihnen jetzt nach meinem Buch geht. Nachdem ich Sie nicht persönlich kenne, weiß ich nicht, ob Sie einer jener Menschen sind, die bereits zu Beginn der Corona-Zeit hellwach waren? Oder ob Sie – wie viele Andere erst eine Weile gebraucht haben, um zu verstehen, was rund um uns passiert. Ob Sie eine Idee haben, wie gigantisch groß dieser Bär ist, den man uns in den vergangenen drei Jahren umgebunden hat?

Möglicherweise sind Sie auch einer jener Leser, der dieses Buch nur deshalb in Händen hält, um die passenden Argumente gegen mich darin zu finden. Was auch immer Sie dazu getrieben hat, meine Worte zu lesen: Danke dafür! Schön, dass ich Sie damit berühren konnte.

Ich für meinen Teil erhebe mit diesem Buch keinen Anspruch auf die einzig wahre und über alles erhabene Wahrheit. Sie finden in dieser Lektüre meine subjektive Wahrnehmung der gegenwärtigen Zeitgeschichte und meine persönliche Meinung dazu. Wenn Sie eine andere Sicht auf die Dinge haben: Perfekt.

Gerade in einer Zeit der absoluten Meinungsgleichschaltung braucht es viele unterschiedliche Ansichten und Auffassungen. Es braucht einen lebendigen Diskurs und anregende Gespräche, vielleicht auch ein Stück weit mehr gegenseitiges Verständnis, oder zumindest den Versuch, auch andere Sichtweisen zu verstehen. Was passieren kann, wenn plötzlich nur noch eine Meinung gültig sein darf ... Wenn alle anderen Meinungen denunziert, zensiert und sogar unter Strafe gestellt werden ... Das haben wir in den Corona-Jahren am eigenen Leib erfahren. Wir haben gesehen, dass selbst die vierte Macht im Staat versagt und auf Gleichschaltung programmierbar ist, wenn der Geldhahn nur weit genug aufgedreht wird.

Wir mussten schmerzhaft feststellen, dass beinahe jeder Mensch käuflich ist und dass Angst immer noch das wirksamste Instrument ist, um die Masse gefügig zu machen. Gleichzeitig freut es mich ungemein, dass ich in dieser mehr als stürmischen Zeit so viele tolle Persönlichkeiten kennenlernen durfte, die sich nicht aus- oder gleichschalten haben lassen. Für mich sind all jene Menschen, die Rückgrat bewiesen haben und sich weder Mund noch Meinung verbieten haben lassen, meine ganz persönlichen Helden dieser Zeit.

Ich bin zutiefst überzeugt, dass es eine ordentliche Aufarbeitung geben muss und auch geben wird. Es steht fest, dass es für jene, die in dieser Zeit mit den bösesten Beleidigungen und Anschuldigungen zutiefst denunziert und gedemütigt wurden, eine ordentliche Entschuldigung von den Verursachern dieses Wahnsinns braucht, dass es für all jene, denen der Maßnahmenterror die Existenzgrundlage geraubt hat, eine ordentliche Entschädigung geben muss.

Auch wenn vieles nie wieder gutgemacht werden

kann, braucht es zumindest den ehrlichen Versuch, zu retten, was noch zu retten ist. Es braucht sowohl den sofortigen politischen Rücktritt aller Akteure als auch die lückenlose juristische Aufarbeitung und in Folge die gerechte Strafe für all jene, die falsch gehandelt und anderen damit geschadet haben.

Vor allem dürfen wir nie wieder vergessen, welche Verbrechen in der Corona-Zeit passiert sind, angefangen bei werdenden Müttern, die man in ein medizinisches Experiment gedrängt hat, über den Maskenzwang bei der Geburt ihrer Kinder, bis hin zu den wilden Schikanen, denen bereits unsere Kleinsten in den Kindergärten ausgesetzt waren.

Wir dürfen niemals beiseiteschieben, welchem Psychoterror unsere Kinder in dieser Zeit ausgesetzt waren. Und dabei spreche ich noch nicht einmal vom experimentellen Stich, der „offlabel" verabreicht wurde. Ich spreche von den Drohungen, dass Großeltern sterben müssen, falls die Kinder keinen Abstand einhalten. Ich rede von den Sinnlos-Masken, die nicht nur durch Verdecken der Mimik, sondern auch durch die negativen gesundheitlichen Auswirkungen mehr geschadet als genutzt haben.

Vergessen wir bitte auch nicht die Alten und Behinderten, die dazu gezwungen wurden, in den Heimen alleine zu sterben, oder die Arbeitnehmer, die von Chefs und Kollegen gleichermaßen terrorisiert wurden, weil ihr Impfstatus von der Propagandavorgabe abgewichen ist.

Wir dürfen niemals vergessen, dass es eine ganze Bevölkerungsgruppe gab, die gejagt, beleidigt und denunziert wurde, eine Gruppe Andersdenkender, die bewusst aus Familien und Freundeskreisen ausgeschlossen und hinaus gebissen wurden. Ich könnte die Liste endlos fortsetzen. Und ich bin ganz sicher, dass Sie meine Liste endlos erweitern könnten.

Die Quintessenz ist:
Vergessen Sie niemals!

Und vor allem:

Tragen Sie aktiv dazu bei,
dass auch andere nicht vergessen,
was in den letzten drei Jahren
alles passiert ist.

Schön, wenn mein Buch
dabei hilft, und noch besser,
wenn Sie eigene Mitschriften
und Belege für diese Zeit haben,
denn eines haben wir alle gemeinsam:
Wir sind Zeitzeugen eines großen
Umbruches. Wie dieser genau aussieht,
liegt in unserer Hand.

DANKSAGUNG

Zuallererst ein riesengroßes Dankeschön an meine wundervolle Tochter Valentina! Danke, dass du gemeinsam mit mir den unbequemen Weg des „Widerstandes" und Selbstdenkens gehst und mich niemals als Mama infrage stellst! Hut ab auch vor deinem Mut des „Nein"-Sagens und deinem Durchhaltevermögen! Du bist meine ganz persönliche Heldin, die auch dem scharfen Wind standgehalten hat, der dir in den vergangenen drei Jahren von Schuldirektor, Lehrern und einigen Mitmenschen entgegengeweht ist! Ich hab dich lieb!

Ebenfalls ein großes Dankeschön an meine liebe Mutter. Ohne unsere Geschichte wären wir vermutlich nicht wer wir sind. Danke, dass du mir das nötige Rüstzeug mit auf meinen Weg gegeben hast, um auch stürmische Zeiten zu überstehen. Alleine mit der Namenswahl (Edith bedeutet „die Kämpferin") und meinem Geburtsdatum (1984) hast du mir meinen Auftrag bereits in die Wiege gelegt. Ich bin unglaublich froh, dass uns die harte Prüfung der Coronazeit am Ende fester denn je zusammengeschweißt hat.

Ein riesengroßes Danke an Walter. Dafür, dass du einfach immer für mich da bist und mich bei all meinen „Schandtaten" unterstützt! Danke für unsere grandiose Freundschaft, die lange vor Corona entstanden und nun gefestigter denn je ist! Du bist einfach mein Fels in der Brandung, egal wie hoch die Wogen gehen. Danke, dass du bist, wie du bist! Schön, dass es dich gibt.

Danke an Inge, die irgendwann all ihren Mut zusammengenommen hat und mich vor langer Zeit einfach bei einer Demo angesprochen hat. Du bist die gute Seele, die nicht mehr aus dem Verein und aus meinem Leben wegzudenken ist. Danke dir für dein unermüdliches Tun und Engagement. Für dein immer offenes Ohr und deine prüfenden Adleraugen, mit denen du mein Buch genau unter die Lupe genommen hast.

Ein ganz großes Dankeschön auch an meine Grafikerin und beste Freundin Andrea Kriechbaumer! Für deinen Support, dein da-sein und deine unglaublich liebenswerte Art. Ohne dich wäre mein Leben vermutlich nur halb so bunt und dieses Buch wahrscheinlich nur halb so perfekt grafisch umgesetzt. Dankeschön :-)

Eine der wichtigsten Frauen in meinem Leben ist die liebe Isolde Mitter. Danke dafür, dass du mir (nicht nur in deiner Funktion als Bewusstseinstrainerin, sondern auch als Freundin) hin und wieder „ordentlich den Kopf wäscht", wenn nötig. Danke dafür, dass du stets an meiner Seite bist und mich auch bei „verrückten" Projekten unterstützt, ohne auch nur mit der Wimper zu zucken. Du bist und bleibst mein Lieblingsfreigeist.

Danke auch an Alois Endl, den vermutlich weltbesten Fotografen, der sich auch vom Gegenwind nie vom rechten Weg abbringen hat lassen. Ich liebe deinen Blick für das perfekte Foto, deine Bilder und die Art, wie authentisch und schön du die Menschen mit deiner Kamera einfängst.

Ein riesengroßes Dankeschön an meine Familie, von der ich in diesen stürmischen Zeiten viele wertvolle Lektionen mit auf meinen Weg bekommen habe. Danke an meine Freunde und alle Vereinsmitglieder, die sich auch vom massiven Gegenwind nie von ihrer Geradlinigkeit abbringen haben lassen. Ein riesengroßes Dankeschön auch an alle Ärzte, Anwälte, Interviewpartner und Menschen mit Rückgrat, denen ich im Widerstand begegnen durfte. Ihr seid meine Helden!

Und last but not least: Danke an Florian Machl, den Herausgeber von Report24, der mich nicht nur mit vollem Einsatz bei all meinen Interviews, verrückten Ideen und Projekten unterstützt. Danke für unsere unglaublich wertvolle Freundschaft, die sich in dieser turbulenten Zeit entwickelt hat. Du bist einer meiner unverzichtbaren Felsen in der Brandung. Ein herzliches Danke auch dafür, dass du dich bereit erklärt hast, ein paar (sehr bewegende, wie ich finde) Worte über mich, „über die Autorin" quasi, zu Papier zu bringen. Schön, dass es dich gibt!

ÜBER DIE AUTORIN

von Florian Machl,
Herausgeber Report24.news

Ich habe Edith kennengelernt, als unsere Welt, wie wir sie bis dahin kannten, völlig Kopf stand. All die absurden, sinnlosen und vor allem sehr rechtswidrig anmutenden Maßnahmen hätte sich nur wenige Monate davor niemand vorstellen können. Und doch trotteten so viele Mitbürger brav dem nach, was ihnen gesagt wurde. Der kollektive Wahnsinn war im Frühling 2020 an einem ersten Höhepunkt angelangt. Am 15. Mai 2020, als eine der ersten in Österreich, rief Edith in Linz zu einer Unternehmer-Demo auf. Zentrale Forderung: Entschädigung für alle wegen der massiven Verdienstentgänge durch die willkürlichen Lockdowns. Damals berichtete noch die Mainstream-Presse darüber – sogar noch völlig ohne untergriffige Zuordnungen wie Schwurbler, Leugner oder Schlimmeres. Und da stand Edith inmitten der Teilnehmer und wurde politisch.

Mein Eindruck ist, dass die Wandlung der Unternehmerin, Künstlerin aber auch Hausfrau und Mutter Edith Brötzner zu einer politischen Widerstandskämpferin nahezu über Nacht geschah. Später sollte sie erzählen, dass sie und ihre Tochter während des Lockdowns versucht hatten, die Nachbarn aufzuheitern, indem auf der Terrasse ihrer Wohnung musiziert wurde. In dieser trüben Zeit, an die sich kaum noch jemand aktiv erinnern kann oder will, waren solche kleinen Zeichen der Freude die Lebensessenz, auf die viele gewartet hatten.

Bis dahin, sie möge mir verzeihen, hätte ich Zweifel, dass Edith im Detail wusste, welcher Politiker in welcher Partei tätig ist und was die konkreten Ziele dieser Parteien waren. Das mag für andere politisch interessierte Menschen seltsam klingen, aber wir dürfen nicht vergessen, dass eine überwältigende Mehrheit von Mitmenschen nicht politisch ist. Sie wollen in Sicherheit ihr Leben leben und von „denen da oben" weitgehend in Ruhe gelassen werden. Das wäre eigentlich ja auch der Idealzustand. Nur wenige Monate später saß sie neben FPÖ-Chef Kickl auf dem Podium einer Pressekonferenz, um dieselbe Zeit herum beschwerte sich Bundeskanzler Nehammer bitterlich bei einer Parlamentssitzung über sie. Edith hatte nicht nur den wichtigen „ÖVP-Spruch" des altehrwürdigen Kanzlers Figl „Österreich ist frei" gekapert, sondern die ÖVP mit einer öffentlichkeitswirksamen Gesichtsmasken-Verbrennung blamiert.

.. Womit die Politik im Jahr 2020 offenbar nicht gerechnet hat, war der Umstand, dass es viele Menschen gibt, die ihre Freiheit lieben und sich diese nicht ohne echte, gute Gründe wegnehmen lassen. Es gibt auch Menschen, die sich ihre Freiheit generell nicht nehmen lassen – und eine davon ist Edith. In manchen von uns ist es so, dass sie ausbrechen müssen, wenn man versucht sie einzuengen oder einzusperren. Und noch eine Motivation ist spannend, wegen der man in den Widerstand findet: Es sind selten die zufriedenen, rundum glücklichen Menschen, die ein behütetes Leben führen konnten. Es sind selten jene, denen alle Steine aus dem Weg geräumt wurden, welche den Widerspruch wagen.

Im Gegenteil, jeder von denen, die sich ab 2020 auf Straßen und Veranstaltungen kennenlernen durften, hat eine spannende, aufwühlende und gewiss nicht einfache Lebensgeschichte zu erzählen. Im Zuge dieser Erfahrungen hat sich die Resilienz herausgebildet, die notwendig ist, um „Nein" zu sagen, wenn es an der Zeit dafür ist.

Ich erinnere mich an konspirative Treffen, die teils von anderen Menschen in der Widerstandsbewegung, teils von Edith selbst initiiert und durchgeführt wurden. Es war ein wunderbares Gefühl der Gemeinschaft, trotz all der Verbote und Strafandrohungen im Lockdown dieser Fake-Pandemie zu Hunderten zusammenzukommen, sich auszutauschen, Spaß zu haben und Pläne zu schmieden. Niemand von uns ist am Schnupfen gestorben und es bestand auch nie ein Risiko für jemanden, wie man inzwischen aus hochoffiziellen Studien weiß. Edith war eine von jenen, die aufzeigten, dass ein menschenwürdiges Leben in Gesellschaft und mit voller Lebensfreude auch unter diesen Bedingungen möglich war. Der rechtliche Rahmen war übrigens das Vereinsrecht. Kritische Denker munkeln, dass man dieses Schlupfloch offen gelassen hat, um auch die eigenen Unterstützer vor allem von der Volkspartei bei Laune zu halten.

Dabei entstand nicht nur ein großartiges Gemeinschaftsgefühl, viele Freundschaften wurden unter Menschen geschlossen, die sich sonst wohl nie kennengelernt hätten. Ich erinnere mich an ein solches

„Vereinstreffen" in einem bis zum Bersten gefüllten Lokal, als draußen die Blaulichter aufblitzten. Edith regelte das in fünf Minuten: Nicht aufschiebbare, dringende Vereinssitzung – wie es im Gesetz steht – und die Sache war erledigt. Alle Teilnehmer fühlten sich freilich als Gemeinschaft im Widerstand gegen ein immer totalitärer agierendes System und man wuchs noch mehr zusammen. Dieser Nervenkitzel fiel später weg, als die pandemiehörige Politik auch irgendwann verstanden hatte, dass es mit den sinnfreien Lockdowns nun endgültig „gut" ist.

Durch diese Zeit war Edith eine von vielen unerschrockenen „Leuchttürmen", nie mutlos oder verzagt, immer im Mittelpunkt und immer darum bemüht, die Menschen in selbstständiges Handeln zu bringen. Sie sieht sich nicht als Kindermädchen, die anderen alles zum Hintern tragen muss und ständig zu ziehen und zu schieben hat – am glücklichsten macht es sie, wenn auch andere beginnen sich zu bewegen und selbst Initiativen starten und umsetzen.

Und dann gibt es noch eine Edith, die sich in diesen stürmischen Zeiten neu erfunden hat: Die Journalistin und Medienmacherin. Ein wenig lag ihr die Thematik als Werbeunternehmerin natürlich schon im Blut, aber zwischen Werbung und Journalismus liegen doch noch Welten. Ihr war stets wichtig, mit vielen Menschen ins Gespräch zu kommen, ihre Schicksale und Lebensgeschichte zu hören und ihre Meinung zum Geschehen zu hinterfragen. Dieses private Interesse machte sie zu Beruf und Berufung. Zunächst bei AUF1, später bei Report24 führte sie zahllose Interviews mit Menschen aus allen sozialen Schichten und Berufsgruppen. Dabei beherzigt sie vor allem eines, das bei herkömmlichen Systemmedien völlig verloren gegangen ist: Sie interessiert sich für ihre Gesprächspartner und hört zu, anstelle sich selbst in den Vordergrund zu spielen. Sie fällt nicht ins Wort, sondern gibt vielmehr das Wort all jenen, die etwas zu erzählen haben. Ihre eigene Meinung hingegen fasst sie Woche für Woche in ihren Wochenkommentaren zusammen – wo sie auch hingehört. Und da gibt es seit Ende 2021 Amüsantes, Interessantes, Trauriges, Komisches und Nachdenkliches zu sehen und zu hören.

Hinter all dem ist sie aber geblieben, was sie vor dem Wahnsinn war. Eine Frau aus der Mitte der Bevölkerung, mit all den Problemen und Erfolgen, Höhen und Tiefen, die wir alle haben. Sie meistert das nebenbei mit Bravour, ist eine exzellente Köchin und sagt zu einer ausgelassenen Partynacht nie nein. All das macht sie zu einem der echten Menschen, mit denen man sich auch in Zeiten wie diesen gerne umgibt – ganz im Gegensatz zu den moralsauren Volkserziehern, die in Politik und herkömmlichen Medien tagtäglich versuchen, ihr Publikum zu bekehren.

Es ist die Summe an Menschlichkeit, ehrlicher Freude, ehrlichem Ärger und ehrlicher Trauer, alles zu seiner Zeit, das Edith ausmacht – und all das werden Sie auch in diesem Buch wiederfinden.

.